しくじりから学ぶ

精神科 訪問看護 計画書

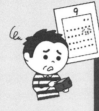

編著

トキノ株式会社 訪問看護ステーションみのり

小瀬古伸幸
進あすか
木下将太郎

ソシム

　まずは、本書のねらいからお話させていただきます。精神科訪問看護のケアは、一度に問題を解決するものではなく、利用者との関係性を徐々に築きながら、共に問題に向き合う存在そのものを提供するものだと考えています。そのようなケアを継続的に行っていくには、何が軸になるのでしょうか。答えは「看護計画」です。

　もちろん、在宅医療の現場では、その場・そのときに臨床判断を行っていくことが求められます。しかし、その臨床判断に基づくケアプランは、中・長期的な視野をもって看護計画に反映されるべきなのです。なぜなら、冒頭でお伝えしたように、精神科訪問看護におけるケアは、「一度に問題を解決するものではない」ため、継続的にチームでケアにあたる必要があるからです。その軸になるのが看護計画です。

　ここで皆さんに1つ問いたい。皆さんの事業所において、どの程度、看護計画は重視されているでしょうか。看護計画は立案しているものの実践に活かされておらず、書面だけのものになっていないでしょうか。

　実は、私自身も、自分が行ったケアが適切に看護計画に反映されていなかった時期がありました。そのときは、本来の看護過程でのフィードバック機能が機能していなかったため、ケアの修正が遅れていたということです。では、なぜそうなってしまったのか。

　理由は2つあります。1つ目は、「そのときに行った臨床判断を、どのように看護計画に反映すればよいのかわからなかった」ということです。先述のように、その場・そのときにアセスメントを行い、ケアを提供しますが、いざそれを看護計画に反映しようとすると、どのように書面に落とせばよいのか困惑していたということです。

　2つ目は、冒頭でお伝えした「『利用者との関係性を徐々に築きながら』という関係性の文脈を、どのように看護計画に反映すればよいのかわからなかったこと」です。これは、関係性においてケアが前進していく、精神科訪問看護ならではのむずかしさかもしれません。

上記、2つの課題を乗り越えるヒントが、私の所属する訪問看護ステーションみのりの実践にありました。その実践とは、「看護計画立案から利用者が参画し、利用者主体の看護計画を作る」ということです。それが支援者にとって何を意味するのかというと、関係性を築くプロセスを経ながら、そのときのケアを言葉にして、看護計画に反映させることをしなければ、適切に利用者と共有できないということです。

　でも、それは「言うは易く行うは難し」という言葉通り、簡単ではありません。私自身も、先輩方のスーパービジョンがあって、はじめて理解することができました。そこで本書の登場です。

　本書は2部構成になっています。第1部では、「しくじらないカギは看護過程・看護計画にある」というテーマを設け、5つのSTEPから看護過程について解説しています。そもそも、看護過程、看護計画とは何かを理解したい人は、まず第1部から読み進めてください。

　第2部では、精神科訪問看護のしくじり場面を取り上げ、22の事例を紹介しています。どの事例にも、あえて支援者の所感に、しくじりポイントを記載しています。そして、そのしくじりへのワンポイントアドバイスを記しました。そのワンポイントアドバイスが、実質、スーパービジョンと同じ意味をもちます。実践において、今すぐ活用したいと思われる人は、自分のしくじりに近い事例の項目を目次で確認していただき、その事例から読み進めていただければと思います。

　また、本書は私、小瀬古が管理職を務める訪問看護ステーションみのりで、現在も日々精神科訪問看護を実践している看護師、作業療法士たちと共同で執筆しました。そのため、本書は実践に基づいた具体的な内容を提供しています。

　精神科訪問看護を実践している人はもちろん、精神科訪問看護を検討中の看護師、ケアマネジャーや介護福祉士の支援者にも役立つ内容になっています。本書が、精神科訪問看護に従事する専門職にとって、看護計画を中心としたケアの入り口を開く一助となることを願っています。

　2023年11月　　　　　　　　　　　　　　　　　小瀬古伸幸

はじめに

第 **1** 部

しくじらないカギは
「看護過程・看護計画」にある

`1-01`
| 精神科訪問看護はなぜむずかしいのか？ ………………………… 10

`1-02`
| なぜ、看護計画に実際のケアが反映されていかないのか？ ……… 14

`1-03`
| **STEP1** セルフケアを明確化 ………………………………… 17

`1-04`
| **STEP2** 程度・状態の偏りをアセスメント ……………………… 27

`1-05`
| **STEP3** 問題点を共有 ………………………………………… 30

1-06

| **STEP4** 計画立案 ……………………………………………… 32

1-07

| **STEP5** 実施・評価 …………………………………………… 36

1-08

| クライシスプランを作成するケース ………………………… 41

1-09

| 自殺企図のアセスメントと対応のケース ………………… 47

1-10

| 24時間対応体制加算の活用ケースへの対応 ……………… 53

Column

| 直感的思考と分析的思考～基礎として備えるべきスキル～ …… 59

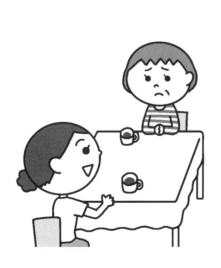

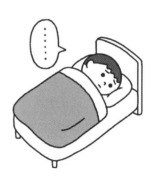

第 2 部

精神科訪問看護で遭遇する
"しくじり場面"での対応

2-01
要求が多く、代理行為をせざるを得なくなったケース ………… 62

2-02
スタッフの固定を希望し、契約時の内容が守られないケース …… 68

2-03
服薬中断により、入院リスクに直面したケース ………………… 74

2-04
対人関係に敏感な自閉スペクトラム症の人のケース …………… 80

2-05
被害妄想に行動が左右される統合失調症の人のケース ………… 86

2-06
躁状態により生活費を使い込んでしまうケース ………………… 92

2-07
「自分でやりたい」と言いつつも、要求ばかりしてくるケース …… 98

2-08
言葉数がとても少なく、会話が続かないケース ………………… 104

2-09
役所などに代理で電話をかけてほしいと言うBPDのケース …… 110

2-10
躁とうつのサインを、本人と共有することがむずかしいケース … 116

2-11
┃ スタッフへの強い猜疑心があり、激しい議論になるケース ‥‥‥‥ 122

2-12
┃ 大きな声で暴言を吐き、スタッフが恐怖を感じるケース‥‥‥‥‥ 128

2-13
┃ 衝動行為を振り返るが、不機嫌になり対話が進まないケース ‥‥ 134

2-14
┃ 訪問時にアルコールを飲み、否認の強い依存症のケース‥‥‥‥‥ 140

2-15
┃ 見捨てられ不安から「帰ると自傷する」と脅すケース ‥‥‥‥‥ 146

2-16
┃ 家族が過剰に関わり、本人への支援が進まないケース ‥‥‥‥‥ 152

2-17
┃ セクハラ発言が多く、女性スタッフが困っているケース‥‥‥‥ 158

2-18
┃ 思い通りにならないとスタッフの変更を繰り返すケース‥‥‥‥ 164

2-19
┃ 訪問への意欲が高い一方で、対話の際に強い怒りを示すケース‥ 170

2-20
┃ 利用者ががんばりすぎて継続しないケース ‥‥‥‥‥‥‥‥‥ 176

2-21
┃ 不安が強く、家族の確認がないと自室から出られないケース ‥‥ 182

2-22
┃ 訪問時に不在、かつ、連絡がつながらないケース‥‥‥‥‥‥‥ 188

おわりに
執筆者一覧
索引

第 1 部

しくじらないカギは
「看護過程・看護計画」にある

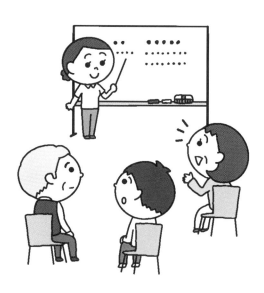

〈精神科訪問看護向けにアレンジした看護過程の展開〉

情報収集・アセスメント		問題点の明確化 看護診断	計画立案	実施・評価
STEP1	STEP2	STEP3	STEP4	STEP5
セルフケアを明確化	程度・状態の偏り	問題点を共有	計画立案	実施・評価

1-01
精神科訪問看護はなぜむずかしいのか？

1-02
なぜ、看護計画に実際のケアが反映されていかないのか？

1-03
STEP1 セルフケアを明確化

1-04
STEP2 程度・状態の偏りをアセスメント

1-05
STEP3 問題点を共有

1-06
STEP4 計画立案

1-07
STEP5 実施・評価

1-08
クライシスプランを作成するケース

1-09
自殺企図のアセスメントと対応のケース

1-10
24時間対応体制加算の活用ケースへの対応

1-01 精神科訪問看護は なぜむずかしいのか？

POINT 「精神科訪問看護はむずかしい」と感じる人も多いと思います。
ここでは、その理由について説明します。

■精神科疾患は「見えない」からむずかしい

たとえば、腕を骨折したときは、骨折したために何ができなくなったのかがはっきりとわかります。腕を動かせないことはひと目でわかるので、周りの人も必要に応じて手助けしたり気を配ったりすることができます。また、正しく治療をすれば、折れた骨は少しずつ元通りになっていきます。

これに対して精神疾患の場合は、「腕の骨が折れたから動かせない」のようにシンプルではありません。症状のあらわれ方はさまざまで、時間の経過とともに着実に治っていく骨折とは異なり、調子がよいときもあれば、あまりよくないときもあります。

つらさや苦しさが病気のせいなのか、それとも性格や環境、一時的な感情などによるものなのか、利用者自身が見極めるのは困難です。疾患が目に見えないため、家族などの身近な人にも病状の把握がむずかしく、周りの人もどのように手助けしたり気を配ったりしたらいいのかと悩むことも少なくありません。

利用者自身も、自分に何が起こっているのかよくわからないまま、できるはずのことができない自分にイラ立ちや焦りを感じます。対処法もはっきりせず、ネガティブな感情に振り回されてしまいがちなのです。

感情の浮き沈みは誰にでもあります。気分が落ち込んだり、強い不安を感じたりすること自体が問題なわけではありません。目を向けるべきなのは、「生活に支障をきたすかどうか」という点です。

利用者自身が感じている体調のよしあしや感覚に加え、本人には意識

しにくい「生活のなかでできていること・できないこと」も大切なバロメーター。本人の訴えにきちんと耳を傾けつつ、専門家の目で利用者の症状をはかることが、訪問看護師の役割の1つです。

■生活の組み立てのサポートがむずかしい

　この、生活の組み立てのサポートが病棟看護との大きな違いです。当たり前のことですが、生活は1人ひとり違います。1人ひとりに合わせてサポートしていくために、どのようにして生活が組み立てられているのかを考えてみましょう。

　帰宅したときにとても疲れていて、「お風呂に入るのが面倒だな」と思うことはありますよね。本当にどうしようもなかったら、そのまま寝てしまうでしょう。ただ、「メイクだけは落とす」「顔を洗ってスキンケアをする」「シャワーを浴びる」などの方法を選ぶこともあるはずです。

　私たちは、こうした選択を「何となく」しているわけではありません。無意識で自分のエネルギー残量を考え、何にどれだけエネルギーを使うべきかを判断しているのです。

　また、電車の乗換案内アプリを使うと、「早い」「安い」「乗り換えがラク」などのタイプ別にルートが示されます。どれか1つを選ぶ際、私たちは必ず「バランス」を考えます。最優先したいのが早さだとしても、到着時刻が1分しか変わらないのなら、乗り換えが少なく電車賃も安いルートを選ぶこともあるはずです。

　ものごとに優先順位をつけ、さらに状況に応じて臨機応変にバランス配分をしていく…。私たちは毎日、頭のなかでこうした複雑な作業をし続けています。自分の1日分のエネルギー量は限られているため、その範囲内で1日の生活を組み立てる必要があるからです。

　しかし、精神疾患があると、視野を広げて全体のバランスを考えるのがむずかしくなることがあります。そのせいで、「明日も忙しいから、今日は無理せずメイクだけ落として寝ちゃおう！」などという選択ができずに無理を重ねたり、やりたいことができなくなって自分らしさを失っ

てしまったりします。病気とつき合いながら生活を組み立てるためには、利用者に寄り添い、一緒に考える支援者が必要なのです。

■信頼関係の構築がむずかしい

利用者の生活の組み立てをサポートする際に気をつけないといけないのが、自分にとっての「普通」を押しつけないことです。自分が当たり前のようにやっていることは、誰もができると思ってしまいがちです。しかし、エネルギー量も感覚も、得意・不得意なども人それぞれです。

同時に、「優先順位のつけ方」にも気を配る必要があります。症状を悪化させないことは大切ですが、それだけを考えていると、先回りするような支援や行動の幅を狭める環境作りにつながってしまいがちです。

感情の揺れはあって当然です。「生活を組み立てる」とは、リスクを排除することではなく、利用者が自然な喜怒哀楽を感じ、うまくいくことも挫折も経験しながら暮らしていけるようにすることなのです。

生活を組み立てることは、「選択」の連続です。看護師の役割は、看護師自身の経験を活かして、利用者のなりたい姿に向けて一緒に選択肢を模索し、その「選択した先」を共にイメージしていくことです。

選択に正解・不正解はありませんが、利用者にとってのメリット・デメリットはあるはずです。利用者自身がさまざまな可能性を考えられるように、専門職である看護師が、一緒に考えていくことが重要なのです。

こうした支援の土台になるのが、「利用者との信頼関係」です。同じことでも、誰から言われるかによって聞こえ方は変わります。看護師からの提示を利用者が視点の1つ、選択肢の1つとして受け入れるようになるには、日ごろの関わり方が大切になります。

専門職として、人として、「この看護師は自分と誠実に向き合ってくれる」という信頼感があってこそ、利用者が「あなたが言うなら、そんな選択肢もアリかもね」と受け入れることが可能になるのです。

■言語化が必要だからむずかしい

「包帯をかえる」「注射をする」などの体のケアなら、看護師の仕事は目に見える形で伝わりますが、精神科訪問看護の場合、看護師の仕事内容や成果は目に見えづらいもの。利用者や家族からの信頼を得るためには、ケアの内容などを言葉で伝えていくことが欠かせません。

そのため、精神科の看護師には「コミュニケーションスキル」も求められます。コミュニケーションスキルとは、「話す力」ではありません。だから、口ベタでも大丈夫。大切なのは、一方通行ではなく「対話」をすることです。言葉の裏にある相手の気持ちを考えてきちんと受け止め、相手が受け入れやすい言葉を選ぶ。情報だけでなく、気持ちのキャッチボールもできるよう、自分なりのやり方を探っていきましょう。

■訪問看護が目指すものは？

訪問看護師は、利用者が「病気とつき合いながら、生活を組み立てていく」ための支援を行っています。その支援では、症状のように見えないものや、生活のように意識していないものを「見える化」していくことが重要です。

「見える化」とは、「言葉にすること」だけではなく、文字通り見える形にするのです。この「見える化」に看護計画を活用してください。「見える化」することで日々が積み重なり、その積み重ねが、利用者自身が症状のあらわれ方や対処法を知ることにつながります。どんなときにどんな症状があらわれやすいかがわかれば、感情に振り回されにくくなります。エネルギー量に応じて行動の調節も可能になるでしょう。

まずは1日。そして1週間、1か月…。利用者自身が、長期の生活の組み立てに取り組むようになること。それが訪問看護を卒業するタイミングであり、訪問看護師が目指すゴールなのだと思います。

なぜ、看護計画に実際のケアが反映されていかないのか？

1-02

POINT　看護計画では、看護師の解釈した言葉ではなく、利用者の言葉をそのまま使うことが重要です。

■看護計画は看護の実践において最も重要な核となる

　精神科訪問看護では、その場・そのときの利用者との対話に基づいた情報収集やアセスメントに重点が置かれ、中・長期的なケアプランにあたる看護計画は、「うまく立てられない」という悩みをよく聞きます。結果、実際のケアと看護計画に書かれているケアに齟齬(そご)が生じることもあります。

　しかし、この看護計画は看護の実践において最も重要な核となります。なぜなら、精神科領域における看護計画は、「相互に結んだ契約を記録したもの（参考文献）」といわれているからです。

　契約というとむずかしく感じるかもしれませんが、実際には、「相互に同意された取り決め」という意味です。ところが、先述したように、その契約の意味をもつ看護計画は、実際のケアに反映されていかないという課題があります。

■看護計画が実際のケアに反映されない理由

　その原因の1つは、「看護計画だけに焦点が絞られているから」だと考えています。そもそも、看護計画とは看護過程の一部分です。看護過程とは、多くの文献でさまざまなとらえ方がされていますが、私は「看護師が専門的な知識・技術を用いて、特定の結果を導くためにたどる実践の過程」ととらえています。

　これは、看護過程のフレームを考えると、よく理解できます。「情報収

集→アセスメント→問題の明確化→計画立案→実施・評価」というサイクルです。看護計画とは、この一部分に過ぎず、それ単体で展開できるものではないということです。

■精神科訪問看護における看護計画のポイント

これらを精神科訪問看護に置き換えたとき、少し工夫が必要になります。というのも、看護計画は契約の意味をもつものと述べました。ということは、当然ながら、利用者のために作るものです。つまり、看護師だけが理解できるプランになってはいけないということです。利用者が見ても、「これは自分のための計画だ」と感じられるものであるべきです。

そのポイントを挙げると、「専門用語は避け、わかりやすい言葉を使う」「利用者が使っている言葉を看護師の解釈した言葉で書き直さず、そのままの言葉で表現する」ということになります。

とはいえ、次のような反論もあるでしょう。「これまでは、看護診断やそれに付随する対処方法を書いた看護計画でも本人は受け入れてくれました」という意見です。そのように感じた人は、その看護計画を推し進めた結果、どうだったのかを思い返してください。

おそらく、その看護計画は使われることなく、冒頭に記した「実際のケアと結びついていない看護計画」になっていたのではないでしょうか。その理由は、本来は利用者自身のものであった看護計画が、看護師主体のものになっていたからだと考えます。つまり、「契約」のプロセスが抜け落ちていたということです。

利用者自身が症状とつき合い、自己対処していく力を身につけるためには、「利用者が症状をどのようにとらえているかを自分の言葉で表現すること」、そして「そこにどのような苦しみがあるのかを一緒にアセスメントし、共有すること」が必要です。だからこそ、看護師の解釈し

15

〈精神科訪問看護向けにアレンジした看護過程の展開〉

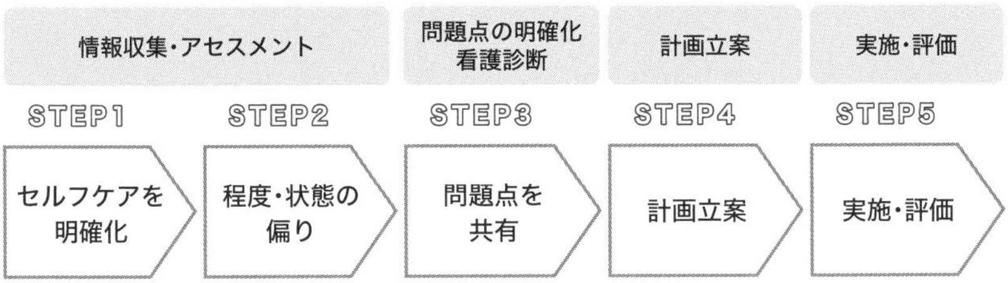

情報収集・アセスメント		問題点の明確化 看護診断	計画立案	実施・評価
STEP1	STEP2	STEP3	STEP4	STEP5
セルフケアを明確化	程度・状態の偏り	問題点を共有	計画立案	実施・評価

た言葉ではなく、利用者の言葉をそのまま使うのです。

　そこで、ここからは看護計画の一部分だけではなく、看護過程の枠組みを参考に、私が精神科訪問看護向けにアレンジした「セルフケアを明確化」「程度・状態の偏り」「問題点を共有」「計画立案」「実施・評価」の5つのSTEPを解説していきます（上図を参照）。

【参考文献】
南裕子・稲岡文昭（監修），粕田孝行（編）：セルフケア概念と看護実践—Dr.P.R.UnderWoodの視点から—，へるす出版 , p85-91, 1987.

1-03

STEP1
セルフケアを明確化

POINT　精神科領域で用いられる看護理論「オレム・アンダーウッドモデル」を用いた情報収集・アセスメントを説明します。

〈看護過程の展開〉

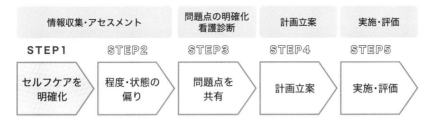

■アセスメントで看護モデルの枠組みを用いる理由

　精神科訪問看護におけるアセスメントは、看護モデルの枠組みを用いて行います。看護モデルの枠組みとは、看護の知識や視点を体系化した枠組みです。

　なぜ、その枠組みを訪問看護で用いる必要があるのか。それは、個々の経験に頼った自己流のアセスメントでは、その支援者の関心事に偏ってしまいやすいからです。

　偏りが生じれば、特定のことについて観察や評価ができていても、それ以外のことについてはおろそかになったり、組織内でもよく気づく支援者がいる一方で、そうでない支援者も現われたりしかねません。つまり、支援者の経験やセンスによって、ケアの質が大きく左右されることになってしまいます。

　看護モデルの存在は、そうした状況が生まれるのを防ぎ、系統的に情報を整理し、訪問看護の焦点を定める助けとなるものです。

■精神科領域で用いられる看護理論

　では、精神科訪問看護では、どのような看護モデルを用いるとよいのでしょうか。

　モデルそのものはたくさんありますが、精神科領域で主流となっている「オレム・アンダーウッドのセルフケアモデル」を推奨します。看護理論の1つであるD・E・オレムのセルフケア理論を精神科看護分野に応用したモデルです。

　精神科訪問看護は、生活を成り立たせるための支援ではなく、利用者自身が「生活を組み立てる」ための支援を行うことが大切です。

　利用者自身が自分で考えて、選択して、行動するというプロセスへの支援が求められているといえます。その意味では、症状そのものに焦点を当てるのではなく、症状があらわれたときの"生活への支障"に焦点を当てる必要があり、生活への支障に対して訪問看護は何を一緒にしていくのかを利用者と共有しておく必要があります。

　そのように支援を行おうと考えたときに求められるのが、利用者自身の「セルフケア」が不足している、あるいは充足している部分を見つけていくことです。

　特に精神科訪問看護を要するような方であれば、症状に影響されてセルフケアの程度にも浮き沈みが見られやすいため、訪問ごとにその状態を見ていかねばなりません。オレム・アンダーウッドモデルは、こうしたアセスメントにおいて重要な指針となります。

■6つのセルフケア項目と支援レベル

　オレム・アンダーウッドモデルでは、6つのセルフケア項目に沿って情報収集を行います。6つとは、①空気・水・食物、②排泄、③個人衛生、④活動と休息のバランス、⑤孤独と人とのつき合いとのバランス、

⑥安全を保つ力です。

　このモデルでは、心身が健康である人は6項目に関して必要なことは自分でケア（セルフケア）でき、何らかの不調が生じるとセルフケアが不足すると考えられています。

　この6項目に関して利用者が自分でできている部分とできていない部分をとらえ、そのうえで、できていない部分のうち看護師が支援や補完をどの程度行う必要があるのかを5段階のレベルで査定します。5段階の支援レベルは次のように設定されています。

〈5 段階のセルフケアレベル〉

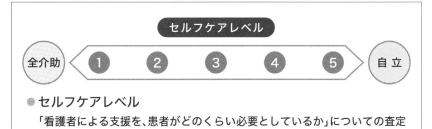

- **セルフケアレベル**
  「看護者による支援を、患者がどのくらい必要としているか」についての査定
- **レベル1～レベル5の範囲でアセスメント**
  レベル1：セルフケアを満たす行動をまったく行うことができない（すべて看護師が支援）～レベル5：自立（看護師の支援を必要としない）に分けられる

セルフケアレベル❶　全介入

　急性期の状態のことで、利用者は理にかなった判断や意思決定ができず、1人では何も行うことができないレベルです。看護師がすべてを補う支援や介入が必要となります。

セルフケアレベル❷　部分介入

　急性期の兆候はありながらも、少しは調整が取れている状態です。看護師が絶えず声をかけたり、部分的な介入をしたりすることが必要となります。

セルフケアレベル❸ 声かけによるガイダンス

声かけをすればある程度は自分で行うことができますが、看護師が一部、支援することが必要なレベルです。

セルフケアレベル❹ 支持・教育

助言を聞き入れたり、相談したりすることができるレベルです。具体的なやり方や工夫を一緒に模索したり、利用者のやり方に賛同したりして、積極的に支持する段階です。

セルフケアレベル❺ 自立

利用者は自立しており、看護師の支援が必要とされないレベルです。しかし、将来的にセルフケア不足を起こす可能性をアセスメントし、必要に応じてモニタリング（見守り）は継続しなければいけないことがあります。

■症状に影響されたセルフケアの情報収集・アセスメント

では、実際に症状に影響されたセルフケアについて情報収集しようというとき、どのようなところに力点を置いてヒアリングしていけばよいのでしょうか。次の4つのポイントを意識しながら行ってみるとよいでしょう。

ポイント❶ 本人がとらえている「診断名」と「症状」を聞く

まずは、「本人がとらえている診断名を聞く」ことが何より重要です。なぜなら、本人が自分の病気をどのようにとらえているのかを共有することが、関わりの入り口になるからです。

なかには病名（診断名）が告知されていない方もいますが、それでも必ず尋ねましょう。「主治医から病名を聞いたことはないけれど、自分で調べてみて○○という病気だと思います」と話す方もいるはずです。

次に、「その病気によって起こっていると思われる症状を、本人がどのようにとらえているのか」を確認します。これは、一般的にあらわれるとされる症状を確認していくのではなく、本人自身が「これは症状だな」と感じていることを話してもらうのがポイントです。

ヒアリングの際に注意したいのが、先述したように本人の言葉を勝手に言い換えないということです。本人が語る症状について支援者が幻聴や妄想、躁状態などと当てはめたり、翻訳したりすることなく、本人の語る言葉のまま、両者で共有するようにしましょう。

たとえば、本人が自身に生じる症状を「耳元で悪魔のささやきが聞こえる」と説明したとします。このときに支援者が、「つまり幻聴ですね」と言い換えて応じてしまうのはNGです。「耳元でささやいてくるのは悪魔のささやきなのに、幻聴と言われてしまった。実際に存在する悪魔なのに…」と本人は感じてしまいます。

また、そこから本人が本来伝えたかった内容とのズレが生じ、結果的に解決すべき課題の共有もむずかしくなっていきます。支援者側でのアセスメントとして、「悪魔のささやき＝幻聴」と解釈するのは構いませんが、本人と共有する際には「悪魔のささやき」という本人の表現した通りの言葉を使って話しましょう。

ポイント❷　入院に至るプロセスなどのエピソードを聞く

入院を繰り返す方、苦しくなることを繰り返す方は、これまでも同じような状態悪化のプロセスを経験していることが多く、何らかのパターンが見出せる場合があります。そこで、「本人が入院や苦しくなるまでのプロセスをどのようにとらえているのか」を聞きます。

なお、本人がとらえているプロセスですから、混乱していたり、記憶が抜け落ちたりしていることもあります。語られる内容が事実のこともあれば、そうではないこともあるかもしれません。

しかし、事実であるかどうかはさほど重要ではありません。ここでも

着目すべきは、「入院までのプロセスを本人がどうとらえているか」です。それが共有できてはじめて、同じような状態悪化が生じた場合にはどのように対処すればいいのかを、医療者が一緒に考えていくことができます。

　ある人は、社会で起こった事故・事件などの報道を知ると、それが引き金となって過去の出来事がフラッシュバックし、自身の健康状態も悪化してしまうといったパターンを見出していました。

　その人ごとのきっかけがあるので、その人の語る言葉が大切です。症状が影響して、話が繰り返されたり、内容にまとまりがなかったり、あるいは言葉数が少な過ぎたりして把握がむずかしいこともありますが、本人がよく使うフレーズを探しながら話をしていくとキャッチしやすくなるはずです。

ポイント❸　入院直前や苦しくなったときの「生活への支障」を聞く

　入院した経験がある人にはその直前の生活の様子を、苦しくなってしまう人には苦しくなったときの生活の様子を確認しましょう。「生活のなかで普段はやれていたけれど、調子がよくないときにやれなくなることはどのようなことですか？」などという尋ね方を私は行うことが多いです。

　ただし、こうした問い方だと返答が思いつかない方もいます。その場合は、ポイント❶で本人と共有した「本人がとらえている症状」に立ち返り、「『自分が症状としてとらえていること』があらわれると、生活にどのような支障が出るか」という形で確認していきます。「外出できなくなる」など、具体的なレベルの生活への支障を聞けるとよいでしょう。

ポイント❹　生活への支障があらわれるまでのプロセスを聞く

　次に、生活への支障はどのような段階を経てあらわれるのかを掘り下げて尋ねてみます。このときには、セルフケアレベルを頭のなかに思い

浮かべ、危機的状態に近づくとセルフケアレベルがどのように推移していくのかを考えながら、アセスメントしていきます。

　たとえば、ポイント❸の例で挙げた「外出できなくなる」という支障も、いきなりそうなるのではなく、その前段階として、たとえば「人への警戒心が強くなる」「部屋にひきこもり、1人で過ごす時間が増える」「食事や睡眠が取れなくなる」などといったステップが明らかになる場合もあります。

ポイント❺　「普段の生活」「いい感じのセルフケア」を確認する

　ポイント❶～❹までは、精神症状に影響されたセルフケアを主に聞いていくものでした。このポイント❺では、普段の生活、あるいは利用者が「いい感じ」と主観的に認識しているセルフケアについて確認していきます。

　なぜこれらを明らかにするかというと、精神症状に影響されたセルフケアをアセスメントする際に、「普段の生活」「いい感じのセルフケア」を基準とし、その変化をとらえることにより、精神症状の悪化のサインなのか、あるいは回復過程における適切なセルフケアの変化なのかを同定することが可能になるからです。

　そこで利用者の「いい感じのセルフケア」、あるいは「普段の生活」を基準に、このあとの看護展開STEP 2、3と進み、症状悪化時の兆候や、それに対する解決策を一緒に考えていきます。

　以下に、「いい感じのセルフケア」と「普段の生活」の共有方法を説明します。

【「いい感じのセルフケア」の共有方法】

　「いい感じのセルフケア」は、「毎日していること」と「時々していること」に分けて、具体的に共有します。

　たとえば、毎日していることのなかには、「1日10分は誰かと話をする」「朝はヨーグルトを食べる」「推しの音楽を聴く時間を10分は確保す

る」「1日のうち、1人で過ごす時間を30分は確保する」「15分散歩する」などがあります。

「時々していること」は、「週に1回はスポーツジムに行き、30分運動する」「3日に1回は美容院で購入した高価なコンディショナーを使う」「月に1回は映画を観に行く」「2か月に1回は友人と食事に行く約束をする」「1年に1回は国内旅行に行く」などです。このように具体的に共有し、できればリスト化しておきます。

【「普段の生活」の共有方法】

では、「普段の生活」とは、どの程度の範囲を確認すればいいのでしょうか。生活といっても、その範囲はとても広く、どこからどこまでを共有すればよいのか迷うのではないでしょうか。

ここで活用してほしいのが、先ほど紹介したオレム・アンダーウッドのセルフケア6項目です。

次頁の表に、オレム・アンダーウッドモデルの普遍的セルフケアの要素をベースに、訪問看護で使いやすいように情報収集の具体例をまとめました。26頁の表は、情報収集した内容を書き込む用紙です。もし便利だと思ったら、コピーして訪問看護のときに使ってみてください。

〈オレム・アンダーウッドモデル　6つのセルフケア領域〉

空気・水・食物	食習慣（食事回数・時刻・摂取量、調理、外食、弁当など）、食欲、偏食・アレルギー、盗食・異食、拒食・過食、食事摂取の形態、食品の購入方法・保管状態、水分の摂取量、栄養状態、歯・義歯の状態、咀嚼機能と嚥下機能、呼吸状態、喫煙、飲酒、本人がしたい食生活
排泄	尿意・便意、排便習慣、排泄動作、尿・便の排出、尿・便の状態、生理・性機能、月経時の処理、下剤の使用
体温と個人衛生	室温・換気の状態・冷暖房器具の使用状況・着衣・更衣・身だしなみ、手洗い、洗面、歯磨き、入浴、化粧、髭剃り、結髪・整髪、洗濯、掃除・整理整頓、掃除やゴミの始末
活動と休息のバランス	活動性：1人での過ごし方（家のなかで過ごすのか、外に出て過ごすのかなど）、好きなことや趣味、余暇活動、関心事の有無、仕事や通所先などでの活動内容（就労意欲も含む）、疲労感の有無、生活の規則性、交通機関の利用 休　息：休息方法、睡眠（睡眠時間、熟睡感、早朝覚醒、中途覚醒、不眠、睡眠薬の服薬状況、カフェイン摂取やスマートフォンを見る行動など）、金銭管理・睡眠導入剤の服用状況、就寝場所の環境
孤独と人とのつき合いとのバランス	家族関係、職場や学校での人間関係、友人関係、異性との関係、支援者や医療者との関係、社会的孤立の状態、1人でいるときの過ごし方、コミュニケーション能力、通信手段
安全を保つ力	暴力リスク、自殺リスク、自傷リスク、疾患や治療の受け止め方、症状のコントロールの程度、服薬管理、事故のリスク（転倒転落、交通事故、火災など）

〈セルフケアのアセスメント表〉

	❶	❷	❸	❹	❺	●なぜセルフケアが不足しているのか？ ●なぜこのセルフケアは保たれているのか？
	全介助 ⟷ 自立					
空気・水・食物						
排泄						
体温と個人衛生						
活動と休息						
孤独とつき合い						
安全を保つ力						

【参考文献】
南裕子・稲岡文昭（監修），粕田孝行（編）：セルフケア概念と看護実践―Dr.P.R.UnderWood の視点から―，へるす出版, 1987.

1-04

STEP2
程度・状態の偏りをアセスメント

POINT 利用者の普段の生活と症状が影響したセルフケアを対比し、偏りを見ていきます。

〈看護過程の展開〉

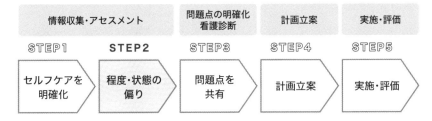

情報収集・アセスメント		問題点の明確化 看護診断	計画立案	実施・評価
STEP1	STEP2	STEP3	STEP4	STEP5
セルフケアを明確化	程度・状態の偏り	問題点を共有	計画立案	実施・評価

■田中さんの事例

　STEP2では、STEP1で明らかにした「症状に影響されたセルフケア」「いい感じのセルフケア」「普段の生活」の情報を基準にして、現在のセルフケアと対比させて考えます。下記の事例を用いて説明します。

事例 **田中さん、統合失調症、男性、40代**

　田中さんは、毎日、7時間以上の睡眠が取れており、就職に向けて就労支援に週5日通っていました。しかし、過去に疲れが蓄積した際に幻聴がひどくなり、睡眠時間は3時間ほど、就労支援も週2日ほどしか行けなくなりました。

　本人は、「就労に向けて何とかがんばっていきたい。だけど、幻聴さんが邪魔

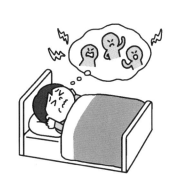

をして、ほとんど眠れていないんです…」と話し、作業に集中できずに意欲が失われていきました。

　自ら受診の予約を取り、主治医に病状を伝えたところ、その日のうちに入院となりました。2週間の入院治療を経て、現在は7時間睡眠に毎日、就労支援にも行くことができています。

■普段の生活と症状が影響したセルフケアを対比する

　田中さんの疲れを生じさせたり、症状が影響していたりするセルフケアを明らかにする手順としては、「普段の生活」と症状があらわれたときのセルフケアを対比し、偏りを見ていきます。

　まず、普段は毎日「7時間以上の睡眠」「週5日就労支援に通う」という生活を送っています。一方で症状があらわれた場合、「3時間ほどの睡眠」「週2日ほどの通所」「作業に集中できない」ということが起こっています。

　つまり、症状が影響する生活面としては、「睡眠時間」「就労支援に通う頻度」「作業工程の集中時間」があるということです（実際の臨床では、就労支援を休んだ日のセルフケアも対比して、偏りをアセスメントしていきます）。

　また、このときには低下しながらも維持しているセルフケアにも着目しましょう。田中さんの場合、幻聴がひどくて睡眠時間が減りつつあるものの、就労支援への通所は頻度を減らしつつも保たれています。ここから、「活動と休息にあたる通所頻度のセルフケアレベルが1ではなく、2が保たれている理由は何だろう」といった考え方ができるはずです。

　このように考えていくと、本人の強みや本人がもっている力にも目を向けることにもつながっていきます。ここまでアセスメントができたら、これら対比した情報をつき合わせ、どの程度の偏りか、またどういう状態かを要約し、それを利用者と共有します。

アセスメント例

　睡眠時間が減少し、幻聴さん（本人の言葉を使う）が生じた結果、さらに疲労が蓄積していった状態があった。

　日が経つにつれて幻聴は増し、就労支援に行けたとしても集中できず、作業に支障をきたしていった。就労に向けてがんばりたい思いはあるが、モチベーションは下がり気味の状態であった。

　セルフケアレベルは下がっていたが、危機的状態と自ら察知し、入院を希望したことから安全を保つ力は維持されていたと考えられる。2週間の入院治療を経て、もとの生活に戻っている。

〈普段の生活と症状があらわれた場合の比較〉

普段の生活

- 7時間以上の睡眠　　● 週5日就労支援に通う

症状があらわれた場合

- 3時間ほどの睡眠　　● 週2日ほどの通所　　● 作業に集中できない

週2日の通所が保たれている理由は何だろう？
（維持しているセルフケアに着目）

対比して偏りをアセスメント
介入方法を検討

1-05

STEP3
問題点を共有

POINT 本人の主観的な思いと客観的状況の差異を明らかにすることで、共に解決に取り組むべき課題や苦しみがわかります。

〈看護過程の展開〉

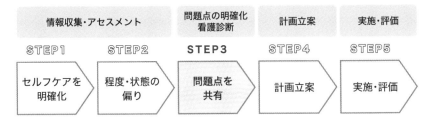

| 情報収集・アセスメント | | 問題点の明確化 看護診断 | 計画立案 | 実施・評価 |

| STEP1 | STEP2 | STEP3 | STEP4 | STEP5 |
| セルフケアを明確化 | 程度・状態の偏り | 問題点を共有 | 計画立案 | 実施・評価 |

■精神科訪問看護では、利用者と一緒に問題点を共有する

　STEP3では、STEP2で明らかにした「程度・状態の偏り」が、本人の希望する生活にどのような問題として生じるのかを明らかにし、共有します。

　通常の看護過程では、看護師側の視点に立った問題点を取り上げていくと思います。しかし、精神科訪問看護では、利用者と一緒に問題点を共有します。そのときに着目するのは、利用者の苦しみです。このことを理解するために、苦しみの構造について説明します。

　自分の主観的な思い・願い・価値観と、現在自分の置かれている客観的状況にズレが生じるところに苦しみは構成されているといわれています。このズレを明らかにすることにより、共に解決に取り組むべき課題や苦しみが浮かび上がってきます。

　先ほどの田中さんの例であれば、「就労したいという希望があり訓練に取り組んでいるが（主観的な思い）、疲労が蓄積すると幻聴が強くな

〈主観的な思いと客観的状況〉

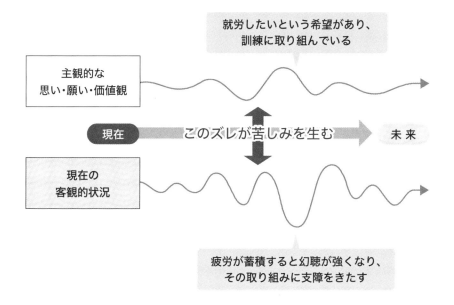

り、その取り組みに支障をきたす（客観的状況）」ということです。この内容を「共有している問題点」として看護計画に記載します。

【参考文献】
村田久行：援助者の援助―支持的スーパービジョンの理論と実際―, 川島書店 , 2010.

STEP4
計画立案

POINT 計画立案では「長期目標」と「短期目標」を考えますが、利用者を主語にした目標を書くことが重要です。

〈看護過程の展開〉

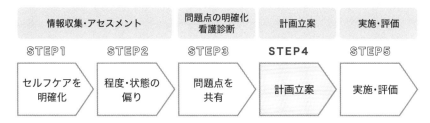

情報収集・アセスメント		問題点の明確化看護診断	計画立案	実施・評価
STEP1	STEP2	STEP3	**STEP4**	STEP5
セルフケアを明確化	程度・状態の偏り	問題点を共有	計画立案	実施・評価

■①長期目標、短期目標を立てる

　初期看護計画では、このSTEP4が最後のSTEPです。もちろん、この計画立案も利用者と一緒に行います。

　まずは、「長期目標」と「短期目標」を考えます。注意点は、看護師側の目標ではなく、利用者を主語にした目標を書くということです。長期目標には、STEP3で共有した問題が、利用者の期待通りに解決された結果を推定して示します。

　どのような生活をしたいのか、どのような願望や熱望があるのか、何をやりたいのか、自分にとって積極的な感覚をもたらすものは何かなど、希望に向かう思いを共有します。

　それは、大きな希望でなくても、日常にある身近な希望でもかまいません。たとえば、車の免許を取りに行きたい、働きたい、家庭をもちたい、趣味を楽しみたいなどです。その思いを聞いたあとに、先ほどのSTEPで共有した問題点と、どう結びついているのかを確認します。そこから、長期目標に近づくための課題を特定し、それに向けた短期目標

（スモールステップ）を設定します。

■②具体的なケアプランを立てる

次に、目標に向けた具体的なケアプランを立てていきます。この際には、看護師のケア内容および責任の範囲を明確化するだけでなく、利用者の行動範囲も明確化する必要があります。

利用者が自分のセルフケアをどの程度実践できるかを理解するために、STEP1〜3で明らかにした情報を基にして、利用者と一緒に行動範囲を考えていきます。

その際に、症状悪化のサインがどう生活に影響するのかが明らかになっている場合は、「ケアプランに利用者が行う対処」と、「看護師が行うケア」を書いておきます。

このときの対処を考えるヒントとして、次の3つのことを意識して、利用者と話し合うとよいでしょう。

■対処を考える3つのヒント

■1 省エネモード

人が1日で使えるエネルギー量は決まっています。精神症状が生活に影響してくると、それだけでエネルギーは削られていきます。ですから、生活するうえで必要な活動のみを残し、それ以外は減らしていくということです。

たとえば、食事は生存するうえで必要ですが、必ずしも自炊しないといけないことはありません。その一時期のみ弁当や総菜などを購入し、自炊するエネルギーを省エネするということです。

■2 これまでの経験を活用

これまでも同じような症状悪化のサインがあったときや、危機的状態に陥ったとき、どのように対処したのかを明らかにします。

本人がきつい状況を何とか乗り越えた経験、やり過ごした体験は価値ある対処方法といえます。自分で自分をケアしながら生活するために役立つ具体的なアイデアなのです。

　もちろん、思い浮かばずに「特に何も対処はしていなかったんです」と答える方もいます。

　その場合は、次のように質問の仕方を変えてみましょう。「生活への支障があらわれたときは、どのような生活を送っていましたか」「（そのつらい状況において）どのように時間をやり過ごしていましたか」。

　これらの質問から、本人がその状況を何とか乗り越えようとして取った行動が引き出されることがあります。

❸「今、ここでやれること」を共有

　STEP1のポイント❺で示した「毎日していること」「時々していること」のリストを参考にして、調子を戻すために、「今、ここでやれること（やったほうがよさそうなこと）」を一緒に検討します。なかには、「一度、すべてやってみる」と決められている方もいらっしゃいます。

■田中さんのプラン

田中さんを例にケアプランを立てると次のようになります。

長期目標

正規雇用として就職したい。

短期目標

正規雇用に向けて体力と集中力、症状とのつき合い方を身につける。

問題の共有

「就労したい」という希望があり、訓練に取り組んでいるが、疲労が蓄積すると幻聴が強くなり、その取り組みに支障をきたすおそれがある。

ケアプラン

❶毎回の訪問看護において、調子を崩す前兆はないかを一緒に確認する。田中さんが行うこととして、以下の項目を毎日、用紙に記載する。

- 睡眠時間：5時間以下になると黄色信号、3時間以下になると赤信号
- 疲労度：10段階で評価。10が元気、5が寝ると回復するレベル、0が入院しないと回復できないレベル
- 就労継続支援への通所頻度：週3回以下になると黄色信号、週2回になると赤信号

❷訪問看護では、黄色信号、赤信号のときの対処を一緒に考え、ケアプランに追加していく。

❸赤信号のときは、受診予約を早めの日程に予約し直す。

❹生活の変化を確認する。田中さんが行うこととして、いつもと違う生活の場面があったときは、ポジティブなこともネガティブなこともメモしておく。

STEP5
実施・評価

POINT　実施・評価を行ううえでは、2つの視点をもちながらケアを実施することが大切です。

〈看護過程の展開〉

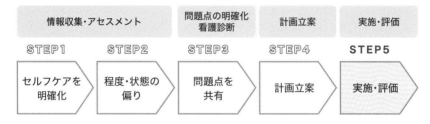

情報収集・アセスメント		問題点の明確化 看護診断	計画立案	実施・評価
STEP1	STEP2	STEP3	STEP4	**STEP5**
セルフケアを明確化	程度・状態の偏り	問題点を共有	計画立案	実施・評価

■「実施・評価」を行うための2つの視点

　STEP5は「実施・評価」です。ここが通常の訪問看護の実践になります。看護計画がSTEP1〜4の段階を踏んでいると、理にかなったケアプランが作られているので、実際のケアと大きく齟齬をきたすことにはなりません。

　ただし、次に紹介する2つの視点をもちながらケアを実施していかなければ、再び看護計画が活用されない状況になりかねません。

■①日々の訪問看護の実施

【症状に影響されて生活に支障が生じていないか、またはそのサインがあらわれていないか】

　ケアプランの内容をベースに、利用者とともに日々の生活をモニタリングしていきます。症状の悪化の有無、症状の段階などを確認していきます。継続的なモニタリングを行うことで、何らかの変調のサインに早

い段階で気づくことができ、つらくなり切る一歩手前、二歩手前に手を打つことができるようになります。すると、危機的状態に至らずに済んだり、入院を回避したりできます。

さらに、繰り返しになりますが、この段階においても、利用者にとって「いい感じのとき」、あるいは「普段の生活」を基準にしたときの症状悪化時のサインのアセスメントが重要です。

初期のケアプランの段階では、普段の生活や調子悪化のサインは、わかりづらいものもあります。ですから、初期のケアプランのままではなく、訪問を続けていくなかで更新していくことが必要になります。

そのうえで、訪問時にセルフケアの質・量に変化があった場合、利用者の調子にどのように影響しているかを一緒に検討していきます。

なお、そのときは、調子を崩しているサインなのか、もしくは「いい感じ」に戻るための対処なのか、あるいは回復傾向を示すサインなのかなどといったレベルまで一緒に考え、利用者の意識の向けどころを同定することが大切です。対話において意識の向けどころを定めると、取るべき対処行動を考えたり、逆に過剰な対処行動に陥ることも避けられます。

たとえば、「食事量が減った」という変化を1つとっても、さまざまな背景があり得ます。食事量の減少が「精神症状によって食行動に注意が向かずに減少した」という理由であるならば、症状悪化のサインである可能性が高いといえます。

一方で、「食欲がないけれども何とか食べられるものを選択して食べている」ということであれば、食事量は減っているけれど「いい感じ」の自分へ戻るために対処している可能性が高いともいえます。

あるいは、お金を節約して、ほしい電化製品を購入するために食材の支出を抑えている（結果的に食事量が減少）ということであれば、次のSTEPに向けた工夫としてとらえることができるはずです。

このように客観的情報としてセルフケアの変化をキャッチし、その後、本人の主観的情報をヒアリングしながら「その変化は何を示しているのか」をアセスメントし、本人の意識の向けどころを共に考えていきます。

〈変化を見極める視点〉

POINT❶
症状悪化のサイン
による変化

POINT❷
「いい感じ」に
戻るための変化

POINT❸
次のステップに
向けた変化

■②評価

【2つの評価軸】
　かつて私は、看護計画の評価について「ケアの結果に対しての良否を判断する」と考えていたので、看護師だけが行うものととらえていました。

　もちろん、それも間違ってはいないのですが、看護計画を相互性のある契約としてとらえ直すと、どうなるでしょう。利用者と一緒に評価するということに気づきます。つまり、利用者・看護師の双方が解決策を講じた結果を評価するということです。もちろんその評価時期も、利用者と一緒に決めたほうがよいでしょう。

　評価するときのポイントは2つあります。
　1つ目は、解決策の実施によって期待通りの変化があれば目標が達成されたと判断されます。ただし、目標が達成されたからといって、すぐに解決策を打ち切るわけではありません。それについても、利用者と話し合いながら進めていきます。
　2つ目は、期待される変化が見られないときの評価です。期待される変化がないということは、目標と実際の到達点との間に差があるということです。その差が生じた要因を各STEP、1つずつさかのぼり、どこに

問題や課題があったのかを振り返ります（下図参照）。そして、そのフィードバックを利用者と相互に行い、看護計画の変更・修正をします。

〈精神科訪問看護の看護過程フィードバック機構〉

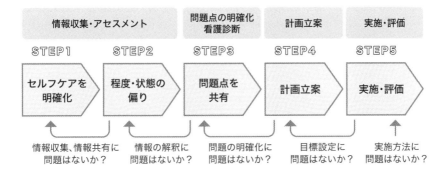

■おわりに

言うまでもなく、看護過程は日々の訪問看護で行われるものです。そのなかで、元気を失いそうになる注意のサインや変調をきたすパターン、または「いい感じ」の自分を保つために何気なく行っている工夫の情報は更新されていくことになります。

そのつど、サインが生じたとき、悪化のパターンに入ったときなど、段階に応じてどのように対処していけばよいのかを考え、また、「いい感じ」を保つためにどのように生活を組み立てていけばよいのかの工夫について検討していくことが必要になります。

それらが利用者・支援者の双方にわかるようにリスト化、あるいは可視化されたものが「看護計画書」であり、それそのものが相互性のある契約となり得るのです。

この看護計画書を利用者本人が自ら活用できるようサポートすることにより、いざ調子が悪化したときにリスト化された対処を行ったり、他者へサポートを求めやすくなったり、またうまくいかないところは自ら点検して調整していったりと、症状とつき合いながら生活を組み立てる力になります。

ただし、これらを実現できる看護計画を立てるには、ここまで繰り返し述べてきた「利用者と一緒に行っていく」という視点が大切です。

　精神科訪問看護は、たとえ症状があったとしても「いい感じ」で日常を送れたり、普段の生活を送れるようにセルフケアすることが目標になるわけですから、そこに利用者の存在は欠かせないのです。

　なお、次項からは、ケースを通じて「クライシスプランの作成」「自殺企図のアセスメントと対応」「24時間対応体制加算の活用」について解説していきます。

【参考文献】
村田久行：援助者の援助―支持的スーパービジョンの理論と実際―, 川島書店 , 2010.

1-08 クライシスプランを作成するケース

KEY WORD 統合失調症、危機的状態、内服の自己中断、入退院の繰り返し

事例 加藤さん、40代男性、統合失調症

加藤さんは専門学校に通いながらアル
バイトで生計を立てていましたが、1年
ほどで退職しました。生活保護を申請し、
パソコンやゲームに没頭する日々を送っ
ていました。20歳を過ぎたころより幻覚
妄想が出現し、「パソコンのなかにウイ
ルスを送られた。攻撃されている」と話
すようになりました。部屋に侵入者が入
ってこないようにと、窓やドアをガムテ
ープと新聞で覆う行為もありました。

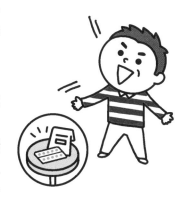

両親に連れられて精神科を受診したところ、「統合失調症」と診断され
ました。初診後は通院をしながらアルバイトをし、専門学校に通ってい
ましたが、1年ほど経過したころからアルバイトに行かなくなり、学校
にも行けなくなったため、入院となりました。

退院後はデイケアに通所し、昼食後に帰宅するという生活を送ってい
ました。しばらくは調子が安定していましたが、内服の自己中断があり、
気分の高揚があらわれました。次第に症状が顕在化し、「アロンアルフ
ァ！　ダンスダンスレボリューション」といった発言を繰り返すように
なっていきました。また器物破損もあったため、家族が病院へつき添い、
再入院となりました。薬の自己中断の理由は、プライベートな時間にデ
イケアのメンバーとの交流が増え、内服に意識が向かなくなったとのこ

とでした。

　退院後も同様のことを繰り返す可能性が高かったため、訪問看護が導入となりました。

■当初の看護計画

アセスメント

　内服を自己中断することで陽性症状が活発となって行動がコントロールできなくなり、生活に支障をきたして再入院につながる可能性が高くなると考えられる。

長期目標

　再入院しない。

短期目標

　処方通り内服する。

ケアプラン

❶内服の有無を確認する。

❷内服をしていない場合、その理由や思いを確認する。

❸テンションが高くなっているときは、頓服薬を促す。

■その後の経過

　訪問看護は週3回で開始し、当初は、内服を継続してデイケアにも通所していました。内服は継続していましたが、1か月ほど経過したころから夜中にパソコンやゲームをするようになり、デイケアを休むようになりました。その後、手の震えや日中に眠気があるという理由で薬を自己中断し、徐々にテンションが高くなっていきました。

　訪問では、調子が高くなっているように感じるという客観的な状態を伝えながら、処方通り内服することを促しました。その促しを拒否することはなかったので、長期目標である「再入院を防ぐために」を伝えな

がら、精神科特別訪問看護指示書[*1]の指示を主治医にもらい、訪問の回数を週5日に増やしました。訪問時には必ずスタッフの前で内服を確認し、処方通りに内服できるよう支援をしていましたが、窓を開けて大声で叫んだり、強く壁を殴る等の行動があったため、近隣から警察に通報がいき、入院になりました。また、このことで、住居も退去させられました。

 ## 支援者（担当者）の所感

　加藤さんの希望である「再入院しない」に向けて、一番の引き金となり得る内服の継続に焦点を当てて関わっていたにもかかわらず、3か月を経たずに再入院となってしまったことに、訪問スタッフとして何をしていたんだろうという申し訳なさを感じました。

 ## ワンポイントアドバイス！

　昨今、支援において「利用者主体」という言葉を耳にすることも増え、「利用者主体」の支援に取り組んでいる方も多いかと思います。ここでは、「利用者主体」につなげる方法の1つとして、「クライシスプラン」を紹介します。

　まずは、私たちが普段活用している看護計画との違いについて考えてみましょう。看護計画は「相互に結んだ契約を記録したもの」といわれますが、行動の主体は看護師です。また、私たちスタッフは問題解決志向での教育を受けてきているため、問題に対し、どう解決していくのかという思考が働きやすくなります。そのため、看護計画では、問題が起こらないように先回りをした場合には「押しつけ」になりやすく、問題が起こってからアプローチした場合には手遅れになりやすいという傾向があります。

　一方、クライシスプランは、自分らしく生きるために病気とうまくつき合っていくためのツールです。クライシスプランは利用者自身が主体

となって行動できるよう、自分の状態に合わせてそれぞれの段階で状態（サイン）と対処を考えていくものです。

　クライシスプランでは、まず目標を確認します。そこで、日常生活のなかでの希望を確認し、理想に向かうイメージを共有します。この希望の確認が、人間の行動原理の1つの、「利得最大の原理」（人は自分の「得」になる行動を選択するという心理）につながるのです。この原理に基づけば、希望の明確化により、そこから外れた行動は「不利益な結果を招く」と認識し、自己の理想に向けた行動へと動機づけされます。

　次に、主観的認識として調子の悪化をどうとらえているのかを共有し、早期のサインを明らかにしていきます。そして、「安定している状態」「注意状態」「要注意状態」の順に自分の状態の変化を記載します。注意状態とは具合のわるくなり始めた状態で、要注意状態とは具合がわるくなりきった状態です。このときのポイントは2つあります。

　1つ目は、具体的に書き出すということです。たとえば、「眠れない」よりも「○時を過ぎても眠れない」「睡眠時間が○時間以下」など、誰もが客観的に理解できる内容にしておきます。すると自己モニタリングしたときにもブレが少なくなり、注意状態に気づきやすくなります。加えて、周りの支援者とも共有しやすくなるメリットがあります。

　2つ目は、本人の主観だけではなく、周囲の人からの客観的状態と、その対応も共有しておくことです。注意状態に近づくほど、精神症状は活発になります。そうなると自己を客観視することがむずかしくなり、状態は悪化しやすくなります。

■修正後の看護計画

アセスメント

　導入時は、主体は加藤さんではなく、確認をするスタッフにあった。また、視点が内服しているかどうかのみに向いていた。加藤さん自身が症状とつき合いながら生活を組み立てていくためには、注

意状態に差しかかったあたりで自ら対処していくことが重要だと考える。そこで、加藤さん自身が調子のバロメーターを客観視して対処できるよう、クライシスプランを導入する。

長期目標

パソコン教室に通えるようにお金を貯めたい。

短期目標

調子悪化のサインに気づき、自分で対処する。

ケアプラン

❶これまでの状態を振り返り、「安定している状態」「注意状態」「要注意状態」の順に自分の状態を記載する。

❷❶で記載した状態に応じた、対処法を考えて共有する。

❸状態悪化時の本人が望む治療を確認しておく。

■ケアの展開

　加藤さんの希望に即したクライシスプランを作成するため、自分らしさや強み、希望など、ストレングス*2 となりそうな要素を書き出し、共有しました。加藤さんが最も強調していた「パソコン教室に通えるようにお金を貯めたい」という希望に向けて、安定している状態・注意状態・要注意状態についての加藤さんの認識を確認しました。

　加藤さんの「注意状態」の引き金として、友人が遊びに来ることがありました。注意状態の具体的な行動としては、友人に誘われるがままに朝まで一緒にゲームをする、1人でもゲームやパソコンに熱中し、入床時間が午前2時をまわるという状態でした。それらの状態から生活リズムが崩れていくことを共有しました。

　また、「要注意状態」ではお酒を飲むようになる、薬を飲まなくなる、必要なものであっても捨てるという行動があらわれていることを共有しました。お酒を飲むのは、調子のわるさを紛らわすために加藤さんなりに対処していたとも考えられますが、飲酒量が増えるとテンションが高

くなって自制が利かなくなるため、実際には自分が望むような状態にはなっていないことを共有しました。これらの事実を共有したあとに、自己対処として、お酒を2単位[*3]までにすること、友人との交流は夜7時までに切り上げ、0時には布団に入ることを一緒に考えました。

　共有した項目をもとに、「セルフモニタリング表」を作成しました。セルフモニタリング表を作成することで、自分の状態を客観視でき、自分の状態変化に気づいたり、第三者とも状態の共有がしやすくなります。確認項目が多くなることもありましたが、加藤さんが実際に確認しやすい最低限の項目のみに絞り、かつ実生活に即してモニタリングしやすいように修正していきました。

☑ まとめ

● クライシスプランは「利用者主体」の支援につながるツールである。
● 本人の希望を起点にクライシスプランを作成したことにより、利用者自身がクライシスプランに取り組みやすくなった。
● セルフモニタリング表を最低限の項目のみに絞って作成したことで、実生活で利用者が活用しやすくなった。

＊1　精神科特別訪問看護指示書：服薬中断等により急性増悪したなどで、主治医が一時的に頻回の指定訪問看護が必要であると認めた場合に交付される指示書。交付日から起算して14日以内については、月1回に限り、14日を限度として所定額を算定できる。
＊2　ストレングス：英語で「強さ・力」を意味し、本人やその家族、地域などがもっている強みや能力、可能性を指す。すべての人には必ず何らかの「ストレングス」がある。ストレングスの種類には、①性格、②才能や技能、③望みをかなえるために役立つ環境、④がんばる動機になるような関心や願望の4つがある。
＊3　単位：日本酒1合に相当し、約20gのアルコール量のこと。

【参考文献】
1）　クライシス・プラン：住友ファーマ株式会社
2）　野村照幸：これからは「クライシスプラン」をつくっておこう, 訪問看護と介護, 2017年6月号.
3）　金子歩：クライシスプランの作成法と活用法, 精神看護, 2017年5月号.
4）　武井麻子ほか：精神科看護の展開　第3版, 医学書院, 2009.
5）　南裕子・稲岡文昭（監修）, 粕田孝行（編）：セルフケア概念と看護実践―Dr.P.R.UnderWoodの視点から―, へるす出版, p85-91, 1987.

1-09 自殺企図のアセスメントと対応のケース

> **KEY WORD** 統合失調症、幻聴、希死念慮、自殺念慮、衝動行為、自己肯定感の低さ

事例 原さん、20代女性、統合失調症

原さんは、18歳のころに幻聴と被害妄想*があらわれ、「統合失調症」と診断されました。慢性的な希死念慮があり、精神科病院への入院を繰り返していました。

この時期に訪問看護を開始していますが、訪問しても、自室にこもって会えないこともありました。そのときには母親に近況を確認したり、母親への家族支援

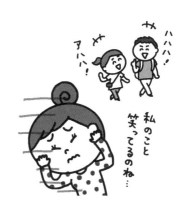

を行ったりしていました。20歳ごろの入院時に修正型電気けいれん療法を受けたところ、幻聴が気にならないところまで回復し、デイケアへの通所も開始しました。

ある日、原さんは「たまにすごく死にたくなる。人の笑い声が聞こえるとき、自分のことが笑われていると思ってつらくなる」と、はじめて症状を語りました。

その後、資格取得の勉強やダイエットなど、自己の目標を設定し、それに向けた行動が増えていきました。そのころから希死念慮は軽減し、それにとらわれる時間が徐々に減っていきました。

■当初の看護計画

アセスメント

　慢性的な希死念慮が再燃する可能性があり、死にたい気持ちにとらわれることで、自室に引きこもるなど、生活に支障をきたすおそれがある。

長期目標

　資格取得に向けて勉強をする。ダイエットをする。

短期目標

- 死にたい気持ちが高まったら、訪問看護で相談する。
- 具体的な対処法について話し合う。

ケアプラン

　死にたい気持ちの変化、生活への影響を確認する。死にたい気持ちがおさまらないときには、①頓服（レボトミン）を飲む、②自分の部屋に戻り、横になる。調子がよいときには、①近所を散歩、②週末に家族と外出する。

■その後の経過

　ある日、原さんが母親に「勉強に集中しているときは黙ってほしい」と訴えました。勉強に没頭する原さんを心配し、母親が声をかけたことがきっかけでした。その後、原さんは自室にこもるようになり、食事量は減少しました。原さんは、「母から食べるように言われるのがつらい」「このままよくならないと家族に迷惑をかけてしまう。死んだほうがいいと思ってしまう」と、再び希死念慮を口にするようになりました。

　原さんは、「何をするのも嫌になり、死にたい気持ちになっている」と話し、「できるだけ刺激を避けたい」という理由から、自室にこもることが続きました。訪問看護では、「こんな自分は甘えている、家族に迷惑をかけているとつらくなる」と、自責の念を表出することもありました。

ある日、原さんは思いつめた表情で、「これから死のうと思っている。もう生きているのが面倒になった。明日、何ももたずに家を飛び出そうと思う。訪問看護は今日でおしまいにします」と話しました。

 ## 支援者（担当者）の所感

突然、原さんから「死のうと思っている。具体的な方法を考えている」ということを聞き、正直、動揺しました。これまで原さんは、「死にたい気持ち」はありながらも何とか対処してきました。ですから今回も、希死念慮がありながらも何とか乗り越えられるのではないか、そのためのサポートをしていきたいという思いがありました。

「よくならないことに対する家族への罪悪感」が死にたい気持ちの背景にあるのは理解していました。しかし、生きていること自体、面倒と思うほど思いつめていたとは、この言葉を聞くまでは気がつきませんでした。「今の自分では、母に受け入れてもらえない」。そう思っている原さんの苦しみを感じ、この局面でどのような対応を取ればよいのか、何も言葉が浮かばず、ただ黙り込むしかありませんでした。

 ## ワンポイントアドバイス！

相手から「死にたいです」と言われて、動揺しない人はいないでしょう。それは専門職であっても同じです。また、死にたい気持ちを直接聞くことは、「より死に近づけてしまうのではないか」という不安が生じ、それ以上、踏み込めないことも多いです。しかし、そのようなときこそ、真摯に向き合う姿勢が大切です。

相手が「死にたい」と言葉にしたら、「死にたいほどつらいんだね」と、まずはその気持ちを受け止めます。つまり、受容と共感です。それから、相手のつらい気持ちを丁寧に傾聴します。相手のペースに合わせて相づちを打ち、相手が話したことを同じ言葉で繰り返すと、相手は「自分を受け止めてもらっている」という感覚になりやすいです。逆に相手の話

をさえぎることや、自分の経験・価値観を押しつけることは避けましょう。話を聞き終えたら、「私はあなたに死んでほしくない」と、「私は」を主語にして自分の思いをはっきりと伝えます。そのうえで、安全を確保する方法を一緒に考えていきましょう。下表に「自殺の危険の高い患者に対する精神療法の原則」を示しておきます。

　また、話を聞いたスタッフは、1人で抱え込まず、チームの仲間と相談しながら、家族や主治医、関係機関に連絡を行い、必要なサポートが得られるように連携を図りましょう。そのときには、スタッフだけで話し合うのではなく、本人も巻き込みながら、どんなサポートが必要か、一緒に考える場をもつことも必要です。

〈自殺の危険の高い患者に対する精神療法の原則〉

❶ 自殺の衝動に圧倒されそうになったら、必ず連絡してくるように約束してもらう

❷ 自尊心を高める（自分を守るべき対象ととらえられるようにする）

❸ 危険を予測する能力を高める

❹ 問題解決能力を高める

❺ 自殺以外の他の解決手段を見つけ出せるようにする

❻ 二者択一的思考から解放する

❼ あいまいさに耐える能力を高める

❽ 適切な自己主張ができるようにする

❾ 優先順位を設定できるようにする

❿ 過去にこだわる態度から、「今、ここで」の発想に転換する

⓫ 衝動をコントロールできるようにする

⓬ 他者との関係を再構築する（キーパーソンに働きかける）

⓭ 危険が迫ったときに助けを求められるサポートシステムを作る

⓮ 背景に精神障害があれば、それを適切に治療する

⓯ 陰性の逆転移に常に注意を払う

※【引用】高橋祥友, 加藤敏（編）：新世紀の精神科治療［新装版］　第7巻　語りと聴取, 中山書店, p221, 2008.

■修正後の看護計画

> ### アセスメント
>
> 　家族の関わりから希死念慮が高まり、自殺の危険性があり、行動化するおそれがある。

長期目標

　資格取得に向けて勉強をする。ダイエットをする。

短期目標

　死のうと思っている気持ちの有無を確認し、行動化しないための具体的な対処法について話し合う。

ケアプラン

❶死のうと思っている気持ちを確認する。

❷相手のつらい気持ちを丁寧に聞き、受け止める。

❸「私はあなたに死んでほしくない」と、「私は」を主語にして、自分の思いをはっきりと伝える。

❹安全を確保する方法を一緒に考える。

■ケアの展開

　希死念慮がありながら生活していた原さんが、「死のうと思っている」と訪問時にはっきりと口にしたのははじめてのことでした。希死念慮から自殺念慮の段階へ移行しており、自殺の危険性が高まっていることがわかります。さらに、「明日、何ももたずに家を出る」という行動を計画していました。

　「明日、死のうと思っています。お母さんには迷惑がかかるから言わないでください」と話す原さんに、「つらいんだね…」と声をかけました。そのあと、原さんはうつむいて黙り込みました。

　「原さんが死にたいほどつらいことを、どうして私に話してくれたの?」と問いかけると、涙ぐみながら「死のうと思うけど、勇気がない

…。死ななくてもいい方法を考えたい」と言いました。「私は、原さんに死んでほしくない。死ななくてもいい方法を一緒に考えるよ」と伝えると、原さんは黙ってうなずきました。

　原さんと対話を深めることはできましたが、自殺リスクが低下したわけではありません。突発的な行動を取る可能性もあります。

　原さんの了解を得て、母親にこれまでの話をしました。母親は、「昨日も死にたいって言ってテレビを見たりしていたし、いつものことかなって。どう関わったらいいか、わからないんです…」と戸惑っていました。母親には死にたい気持ちを否定せず、まずは「何があったのか」と、つらい気持ちを受け止めることから始めてもらえればいいことを助言しました。その後も調子は安定せず、結果、入院になりましたが、今回は原さんが自ら入院を選択しました。

☑ まとめ

- 「死にたい」と言われたときには、まずは、「死にたいほどつらいんだね」と気持ちを受け止めることが重要。
- 「死にたい」の言葉から対話を深めることで、「死ななくてもいい方法を考えたい」という気持ちが表出された。

＊　被害妄想：誰かが自分のことをわるく思ったり陥れたりしようとしているように確信すること。

【参考文献】
張賢徳（編）：専門医のための精神科臨床リュミエール 29　自殺予防の基本戦略, 中山書店, 2011.

1-10 24時間対応体制加算の活用ケースへの対応

KEY WORD 身体表現性障害、24時間対応体制加算、不安やつらさ、緊急電話対応

事例 鈴木さん、40代女性、身体表現性障害

鈴木さんは、専門学校を卒業後に一人暮らしを始め、出版社に勤務していました。

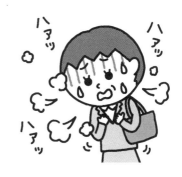

27歳ごろより眠れない日が増え、仕事に行く気力もなくなり、メンタルクリニックを受診しました。そこでは「抑うつ状態」と診断され、内服を開始しましたが、仕事に行く途中に過呼吸や頭痛、めまいがあらわれるようになり、仕事に行けずに休む日が続き、最終的に退職することになりました。クリニックを再診したところ、「身体表現性障害」[*1]と診断されました。

退職後は実家に戻りましたが、症状は改善しませんでした。母親に相談しましたが、「甘えられても困る」と言われ、死にたくなることもありました。

主治医から、「母親以外に相談できる人を増やそう」と、訪問看護を勧められて導入となりました。契約時には、鈴木さんの希望で24時間対応体制加算[*2]の契約を行いました。

訪問を開始して間もなく、母親と物理的距離を取るために再び一人暮らしを始めました。

■当初の看護計画

アセスメント

　鈴木さんが症状をコントロールしていくために、まずはどのような出来事が調子に影響しやすいのかを知る必要があると考えた。

長期目標

　仕事をし、症状に左右されない生活を送れるようになる。

短期目標

　症状が悪化する前に自分をコントロールする。

ケアプラン

❶日々の生活を確認する。

❷頭痛やめまいが起こったときに、現在はどのように対処しているのかを知る。

■その後の経過

　一人暮らしを始めたころから、ひんぱんに緊急電話がかかってくるようになりました。内容は、不安の訴えやめまい、頭痛の相談ばかりでした。そのつど、スタッフは状況を確認し、いつもどのように対処しているかを振り返りました。加えて、休むことや気分転換の方法などを提案して対応しました。

　鈴木さんは、電話を切る際にいつも「話を聞いてもらいラクになりました」と話していました。そして、3か月が経つころから毎日のように電話がかかってくるようになりました。泣きながら電話をしてくることもあり、長いときには30分ほど話を聞くこともありました。

　電話が減らないため、スタッフが各自で試行錯誤を始めました。「まずは感情を受け止めよう」と、つらい感情を労いながらひたすら話を聞くスタッフもいれば、「依存的にならないように」と、つらさや不安といった感情はあまり聞かずに淡々と対応するスタッフもいました。そうした

結果、「あのスタッフの対応はひどかった」とクレームが入るようになりした。このような状況に、スタッフの疲弊はつのり、困難さを感じるようになりました。

支援者（担当者）の所感

不安の増強や身体的なつらさから、さらに状況がエスカレートしないか心配で、緊急電話では、何とか今を乗り切って次の訪問まで落ちついて過ごせるように対応していました。

電話の最後には落ちつけているため、電話での対応はうまくいっていたと思っていましたが、電話の回数はむしろ増えていき、「またか」と思うようになりました。

ワンポイントアドバイス！

ここでポイントになるのは、困り事に対処するための「行動の主体は誰か」です。では、鈴木さんのケースで振り返ってみましょう。

鈴木さんの困り事に対して、鈴木さん自身は何とかしてもらうために電話をかけるという行動を繰り返していました。はじめに電話をしたときには、「自分で何とかしたい」という思いがあり、自分なりの対処の1つとして電話を活用したと考えられます。しかし、スタッフは鈴木さん自身で何とかするための対応ではなく、「何とかしてあげたい、何かやってあげなければ」と、鈴木さんの不安や困り事を電話で解決しようとしています。

このやり取りのなかで、鈴木さんは電話によって不安やつらさがラクになった感覚を覚え、「緊急電話をかければスタッフが何とかしてくれる」という思いが強くなっていったのではないでしょうか。そして、「行動の主体」が鈴木さんからスタッフに移っていったのだと考えられます。

■修正後の看護計画

アセスメント

今は、緊急電話が鈴木さんにとっての対処となっていると考えられる。このままでは、緊急電話がないとやっていけなくなる可能性があるため、行動の主体を鈴木さんに戻していく必要がある。まずは緊急電話の使い方について、鈴木さんの思考・判断・行動を明らかにしていく。

長期目標

仕事をし、症状に左右されない生活が送れるようになる。

短期目標

症状が悪化する前に対処をする。

ケアプラン

❶緊急電話では、以下の順で対応することを本人と共有する。
- 「何があったのか」を確認し、事実と感情を分けて整理する。
- 看護計画を開いてもらい、記載されている対処法を実行してもらう。
- 次回の訪問時に、その後の振り返りを行うことを伝える。

❷訪問看護に行った際に、緊急電話のあとはどのように過ごしたのかを話し合う。

❸危機状態を乗り越えた過ごし方が対処として機能しそうであれば、看護計画に追加する。

❹スタッフは、❶❷の対応を統一する。

■ケアの展開

まずは、緊急電話について、鈴木さんがどのように考えて活用しているのかを確認しました。鈴木さんからは、「あなたたちに相談して、何とかするためです」と返ってきました。緊急電話を使うことは、鈴木さん

の何とかしたいという思いからきていることを共有したうえで、スタッフとしては、今の緊急電話の使い方が鈴木さんの思いに沿っていないと考えていることを伝えました。そして、より効果的に緊急電話を活用できるように、使い方を一緒に考えていくことを提案し、一緒に考え、対応の流れを共有しました。

　また、電話がかかってきたときには、あらかじめ本人と共有した通りの対応をし、電話を切る前に、「このあと、どのように過ごしたかを訪問のときに教えてくださいね」と伝えました。そして、電話があったあとの訪問場面では、必ず「電話後にどのように過ごしたか」を振り返り、不安やつらさがありながらも訪問の日まで過ごした行動について共有していきました。この対応を何度も繰り返しているうちに、徐々に緊急電話の回数が減ってきました。

　ある日の訪問場面で電話の回数が減っていることを伝えると、「危機のときにどうやって過ごしたのかということを話して、計画に追加することで、自分でも気づかない対処があったんだと気づけたからかもしれません」と話しました。

✅ まとめ

- 緊急電話をかけてくる利用者に対して「どうにかしてあげたい」という感情が働き、利用者の不安や困り事を電話で解決しようとしたことがしくじりポイントであった。
- 緊急電話の対応においては、行動の主体は利用者自身であるという視点が重要。
- 危機状態を乗り越えた対処を追加していくことにより、緊急電話だけに頼ることがなくなった。

＊1　身体表現性障害：ストレスが身体の症状となってあらわれてしまう病気のこと。身体をいくら調べても、どこもわるくないのに本人にとって明らかに症状があったり、身体の不安がつきないといった障害。

＊2　24 時間対応体制加算：利用者またはその家族等から、電話等により看護に関する意見を求められた際に常時対応できる体制にある場合で、緊急時訪問看護を必要に応じて行う体制にあるものとして、地方厚生（支）局長に届け出た訪問看護ステーションにおいて、保健師または看護師が指定訪問看護を受けようとする者に対して当該体制にある旨を説明し、その同意を得た場合に、月 1 回に限り所定額に加算することである。

【参考文献】
1） 小瀬古伸幸：精神疾患をもつ人を、病院でない所で支援するときにまず読む本 , 医学書院 , 2019.
2） iBow お役立ち情報ポータルサイト
　　https://ewellibow.jp/useful/useful_20180321/
3） こころみクリニック HP
　　https://cocoromi-cl.jp/knowledge/psychiatry-disease/somatoform/about-somatoform/

直感的思考と分析的思考
～基礎として備えるべきスキル～

　ケアを提供する際の思考には「直感的思考」と「分析的思考」があります。直感的思考とは、瞬時に「これだ！」と直線的になされる思考です。この思考は、すばやく次の行為や思考に結びつけられるのが利点ですが、考えが浅くなりやすく精度の低い判断となり、エラーを起こしやすい欠点があります。それを補完するために学習を積み重ねるのが必要ですが、批判的思考を身につけると、幾分、精度が向上します。

　一方の分析的思考とは、データからあらゆる仮説を立て、検証していくという思考です。これは段階的に進みますので、直感と比べ、時間はかかりますが、看護計画立案の基礎として重要です。

　誤解がないように補足すると、分析的思考が直感的思考よりも優れているわけではなく、この両方が必要なのです。経験豊富な看護師は、この２つの思考を的確に行き来しているともいわれています。つまり、Interactive（双方向）の関係にある思考だということです。

　たとえば、「リストカットしました」と告白されたときに、スタッフが直感的に「自分に注目を浴びるための試し行為かも？」と感じたとします。しかし、そこで立ち止まり、状況を確認しつつ、他の可能性を考えるわけです。直感から仮説を立て、分析的思考に移行していくのです。

【仮説の一例】
- 見捨てられ不安が強くなり、自分を守るためにリストカットした可能性がある？
- 耐えられないストレスがあり、リストカットした可能性がある？
- 孤立感が強くなり、生きている実感を得るためにリストカットした可能性がある？

　日々の分析的思考の繰り返しで直感的思考も向上します。経験豊富なスタッフが、短時間でケアの見立てを的確に行えるのはそのためです。

第 **2** 部

精神科訪問看護で遭遇する
"しくじり場面"での対応

2-01
　要求が多く、代理行為をせざるを得なくなったケース
2-02
　スタッフの固定を希望し、契約時の内容が守られないケース
2-03
　服薬中断により、入院リスクに直面したケース
2-04
　対人関係に敏感な自閉スペクトラム症の人のケース
2-05
　被害妄想に行動が左右される統合失調症の人のケース
2-06
　躁状態により生活費を使い込んでしまうケース
2-07
　「自分でやりたい」と言いつつも、要求ばかりしてくるケース
2-08
　言葉数がとても少なく、会話が続かないケース

2-09
役所などに代理で電話をかけてほしいと言うBPDのケース

2-10
躁とうつのサインを、本人と共有することがむずかしいケース

2-11
スタッフへの強い猜疑心があり、激しい議論になるケース

2-12
大きな声で暴言を吐き、スタッフが恐怖を感じるケース

2-13
衝動行為を振り返るが、不機嫌になり対話が進まないケース

2-14
訪問時にアルコールを飲み、否認の強い依存症のケース

2-15
見捨てられ不安から「帰ると自傷する」と脅すケース

2-16
家族が過剰に関わり、本人への支援が進まないケース

2-17
セクハラ発言が多く、女性スタッフが困っているケース

2-18
思い通りにならないとスタッフの変更を繰り返すケース

2-19
訪問への意欲が高い一方で、対話の際に強い怒りを示すケース

2-20
利用者ががんばりすぎて継続しないケース

2-21
不安が強く、家族の確認がないと自室から出られないケース

2-22
訪問時に不在、かつ、連絡がつながらないケース

2-01
要求が多く、代理行為を せざるを得なくなったケース

KEY WORD: アルコール依存症、代理行為、操作性、決めつけ、信頼関係の構築

事例 佐藤さん、30代女性、アルコール依存症

佐藤さんは、両親からの養育放棄があり、祖母に育てられました。10代からホステスとして働き、飲酒するようになりました。

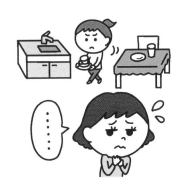

20代前半に結婚し、娘を出産しましたが、その直後に離婚します。その後の生活は持続深酩酊飲酒[*1]となり、アルコールが手放せない状態でした。

20代後半で、アルコール由来の慢性膵炎と糖尿病を患いました。しかし、アルコールをやめるどころか、友人や祖母が逝去したのを機に酒量が増えていきました。その後、離脱せん妄[*2]があらわれて入院となります。その際にアルコール依存症の診断を受け、専門医療機関に転院しました。

しかし、治療への動機づけはされず、退院しては飲酒するということを繰り返しました。30代のころにアルコール性の末梢神経障害[*3]があらわれ、通院困難となり、訪問診療および訪問看護が導入となりました。

訪問看護に望むこととして、「思春期を迎える娘のことで相談相手がほしい」「自分のことは自分でできる生活に戻りたい。部屋の片づけをしたい」との希望を話していました。

実際の生活では、家事や育児はせずに、ほぼ毎日お酒を飲んでいました。娘が代わりに家事を担うことも多く、佐藤さんは後ろめたさを感じ

ていました。その後ろめたさから、娘に話しかけることもためらい、会話は減る一方です。その悪循環から、佐藤さんの孤独感は強まるばかりでした。

■当初の看護計画

アセスメント

飲酒が身体に与える影響に関しては否認が強く、親子関係の悪化が飲酒由来であるとの認識も薄い。アルコール性の慢性膵炎や糖尿病から死に至るリスクも考えられる。

長期目標

娘との親子関係を育んでいきたい。

短期目標

室内を整理整頓したい。

ケアプラン

❶飲酒の状況を知る。

❷アルコール性末梢神経障害が出ている身体での生活への影響を知る。

❸家事や育児を自ら行えるようにサポートをする。

❹娘とどのような関係でありたいかを明らかにする。

■その後の経過

主治医からの佐藤さんに対する指示書には、「操作性の高い人」と記載されていました。そのことから、訪問開始当初より「本人の要求に巻き込まれないように訪問看護の役割をしっかり伝える」との思いを強くもって関わりました。

訪問開始してすぐのころから、私に対して「この食器片づけといて」「あっちの電気消しといて」と、自分でやれるであろうことも指示するこ

とがありました。そのつど、訪問看護は「自立に向けた支援」であることを説明し、自分でやるように促しましたが、不満そうな表情を浮かべ、その指示をやめることはありませんでした。

3か月が経過したころ、「訪問看護のスタッフのなかに何もしてくれない人がいるから変えたい」と事務所に連絡が入りました。

支援者（担当者）の所感

佐藤さんの要求が強くなっている理由は、指示書の記載からも「対人関係における操作性の高さ」であると考えました。

また、スタッフに指示をして代わりに片づけをするよう求める行動は、自身が向き合わないといけない課題に向き合おうとせず、他者に転換している状況ととらえていました。

そのため、私としては本人の要望に対し、「訪問看護の目的」と「訪問看護ができること・できないこと」を毅然（きぜん）とした態度で伝えることが、本人の自立への支援のために必要と考えていました。

一方で、そうした態度で臨めば臨むほど、私の思いとは裏腹に佐藤さんが自分の課題に向き合うどころか、むしろ訪問看護への不満がつのる状況に陥りました。次第に私も「勝手なことばかり言って」とネガティブな感情をもつようになり、佐藤さんの要求通りに動くスタッフに対しても「操作されている」とイラ立ちを感じていきました。

ワンポイントアドバイス！

契約時に訪問看護の目的や限界を伝えていたとしても、本人のニーズに合った伝え方をしなければ、「何もしてくれない人」と認識されてしまいます。

佐藤さんのケースでは、「操作性の高い人」という情報にスタッフが身構えてしまい、ケアの境界線を引こうと躍起（やっき）になっていました。その姿勢が、佐藤さんからは「やってほしいことを伝えても、訪問看護の役割

ばかりを伝えられるだけで何もしてくれない」ととらえられたと考えます。とはいえ、佐藤さんの言葉通りに食器の片づけや電気を消すことなどを代わりにやってあげたとしても、佐藤さんの短期的なニーズを満たすことはできるかもしれませんが、「自分のことは自分でできる生活に戻りたい」という佐藤さんの長期的な希望とは真逆のサポートとなります。

ここで大切なことは、佐藤さんの言葉の背景を理解することです。相手を「操作性が高い人」と決めつけてしまうと、相手の言葉の背景を考えることができなくなります。まず、自身のとらえ方をいったん棚に上げ、食器の片づけや電気を消すことなどを求める理由を尋ねることから始める必要があります。

言葉の背景を理解することは、飲酒とそれに伴う問題や本人の課題に焦点を当てたケアを組み立てるだけではなく、看護計画の長期目標に立ち戻り、「娘との親子関係を育んでいきたい」という内容をより具体的に深めていくことにもつながります。あくまでも本人のなりたい姿、ありたい姿からケアを組み立てる意識をもつことで、本人の表面的な要求の背景にある思いに目を向けていくことができます。

加えて、スタッフが先入観をもって身構えた態度で佐藤さんと関わる以上は、信頼関係の構築も困難となります。スタッフが先入観をなくして佐藤さん自身の力や希望を信じ、佐藤さんの立場に立って世界を見ることこそが、ケアのコミュニケーションにおける基本です。「言葉の背景を理解する」ように努めることは、ケアの根幹である信頼関係の構築においても最初の一歩となります。

■修正後の看護計画

アセスメント

片づけを頼むことを「操作性の高さのあらわれ」と決めつけて対応したことで、信頼関係の構築が困難になっていた。

「片づけをしたうえでどうなりたいのか」という本人の希望を改

めて確認したところ、「思春期の娘からいつも整理整頓できないことを罵倒されており、その娘からの信頼を回復したい」と、母親としての思いを表出した。また、「娘からの信頼を取り戻すためには、表向きの掃除を行うだけでは十分ではない。自分のことは自分で行っていく生活をすることが最終目標となる」とも話したため、これらの希望に立ち戻れるよう看護計画を修正した。

長期目標
　母の役割を担える生活を組み立てる。
短期目標
　気分の波があらわれたときの対処を明らかにする。
ケアプラン
❶佐藤さんの考える母の役割を共有する。
❷気分の波があらわれたときの対処を明らかにする。
❸自分で行っていくことをリストアップする。
❹娘との関係での悩みを正直に話せる場を作る。
❺身体症状の程度や強く出るタイミングを本人と共有する。
❻1人で片づけをするときとしないときの生活の変化を共有する。

■ケアの展開

　看護計画を修正したあとも、「これ片づけといて」「ここ整理しといて」という要求はありました。そのたびに、佐藤さんの考える「母の役割」を具体化することを進めました。

　2か月ほど続けたところ、佐藤さんの考える「母の役割」を表出するようになりました。それは、現在の飲酒を続けている状態とは真逆の「成長期の娘に栄養のある食事を作る」「部屋をきれいに保つ」「娘が安心して相談できる相手になる」といった役割でした。

　かつては、飲酒に対して「好きだから飲んでいるだけ」と言っていた佐藤さんでしたが、「お酒を飲んでいるときは娘から罵倒されるのよ。

だから、娘との信頼関係を取り戻そうと整理整頓しようと思うんだけど、お酒の影響で身体が動かなくなっているの。それで、いつもあなたたちに指示してしまうのよ。やっぱりお酒が娘との信頼を取り戻す障害になっているんだと思う」と話しました。

　この段階で、飲酒欲求に向き合う準備ができたと判断し、飲酒の引き金とその対処方法を明らかにしました。

　佐藤さんの酒量が増えるきっかけの1つに、授業参観などの学校行事への参加がありました。「ほかのお母さんと比べて自分が劣っている」と感じ、落ち込むということでした。その落ち込みをまひさせるために酒量が増えるという悪循環がありました。その悪循環への対処として、行事への参加の前に、頓服薬を予防的に使用してみるという工夫を試すようになりました。

☑ まとめ

- 相手への決めつけや思い込みは信頼関係の構築を困難にする。スタッフ自身の決めつけや思い込みを排し、代理行為を求める本人なりの背景を本人の言葉で共有することが大切である。
- 飲酒とそれに伴う問題に焦点を当てるのではなく、本人のなりたい姿、ありたい姿に焦点を当てたことで、「娘と信頼関係を築きたい」という本人の長期的な希望を共有することができた。
- 本人の長期的な希望と今現在の姿とを照らし合わせることで、はじめて本人が主体的に飲酒と向き合う機会へとつながった。

＊1　持続深酩酊飲酒：週に2日以上、アルコールを1人で飲んでは寝て、目が覚めてはまた飲む、ということが繰り返される状態。
＊2　離脱せん妄：アルコール離脱症状の1つ。発熱、発汗、頻脈などの著明な自律神経機能亢進や幻覚妄想、意識障害などが生じる。
＊3　末梢神経障害：アルコール自体の毒性、またはアルコールの代謝によってビタミンB群が欠乏することが主な原因となり、手足の末梢にしびれ感、痛み、脱力、筋委縮を起こす。

スタッフの固定を希望し、契約時の内容が守られないケース

KEY WORD	自閉スペクトラム症、特定のスタッフ限定、スタッフ固定のメリット・デメリット、スタッフ拒否

事例 森さん、30代女性、自閉スペクトラム症

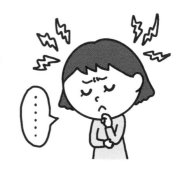

　森さんは中学生のころより物事へのこだわりの強さや不安、イライラが強くあらわれ、人との関係もうまく築くことができませんでした。大学を卒業後に就職しましたが、対人関係のストレスから退職し、その後10年程度アルバイトを数か月単位で転々としていました。

　テレビ番組の発達障害特集を見た際に、「自分に当てはまる」と思い精神科を受診し、「発達障害（自閉スペクトラム症）」と診断されたのが20代後半でした。

　30代になって恋人と同居を始めたころより、「思いが伝わらない。思い通りにいかない」と悲嘆的になることが多く、リストカットをするようになりました。あるとき恋人が救急車を要請し、医療保護入院*となりました。

　退院時に主治医から訪問看護を勧められ、Y訪問看護ステーションでの訪問が開始となりました。しかし、スタッフとの関係を築くことができずに拒否を繰り返したため、Y訪問看護ステーションで訪問を継続することができず、当ステーションに訪問の依頼がありました。導入時に森さんは、「悩みや苦しみを話したい。気持ちをラクにしたい。もう入院したくないし、仕事もしたい」と話していました。

■当初の看護計画

アセスメント

　発達障害が「自分に当てはまる」ことは自覚しているが、何が起きているのかは不明瞭な状態と考えられる。まずはスタッフとの関係を構築すること、コミュニケーションの過程で障害特性を知っていくことが、今後の対人関係構築に向けて必要と考えられる。

長期目標
　入院しない生活をする。

短期目標
　一人暮らしの生活を組み立てる。

ケアプラン
❶信頼関係の構築のため、1名のスタッフでの訪問をしばらく行う。
❷生活のなかでの困り事を言語化する。

■その後の経過

　「対人関係を構築することがむずかしい」という情報があったため、まずは訪問するスタッフを1名に固定し、段階的に他のスタッフを紹介していくことを伝えました。実際には、生活のなかでの困り事を聞くことで森さんに寄り添う姿勢を示して関係を構築し、森さんのことを知っていくことに焦点を当てながら訪問をしていました。そして、障害特性や対人関係でのストレスがどのように生活に影響するのか、どのように早期のサインがあらわれるのかを一緒に考えていきました。

　訪問開始後はスタッフへの拒否はなく、3か月ほど経過したころに森さんから「職に就こうと思う」という前向きな発言があったため、一緒に求人情報を見て仕事を探し始めました。看護としての次のステップは、さまざまな人と関わることだと考えたため、他の訪問スタッフを紹介することにしました。ところが、「他のスタッフに私の気持ちは伝わらな

い。今まで通りあなたが来たらいいじゃない！ これまで私との関係を作ってきたのに。他のスタッフと話すことがどれだけ大変かわからないの？」などと話し、拒否をしました。他のスタッフでもすることは変わらないことを伝えましたが、「違うステーションに変えたい。あなたしか受け入れない！」と、受け入れませんでした。

支援者（担当者）の所感

　仕事をしたいとの表出は、次のステップに進む準備ができたとの認識でした。訪問開始時にも、段階的に他のスタッフを紹介していくことを伝えて森さんも了承していたので、他のスタッフを拒む反応に、正直困惑しました。ですので、突然の反応にどのように対話したらいいのか見当がつかず、黙り込むしかありませんでした。

　その後も、「他の人が来るなら違うステーションに変えたい。あなたしか受け入れない！」という森さんの言葉を負担に感じ、私自身、訪問を億劫に感じていました。また、前のステーションでは一度受け入れられても拒否され、訪問を継続できなかったことから、訪問の場面でも、「何かへたなことを言うと私も拒否されるのではないか」という思いが強くなり、森さんの話を受け取ることで精一杯でした。もちろん、他のスタッフを紹介する余地を見つけることはできず、どうすればいいのか行きづまりを感じ、出口が見えない状況が続きました。

ワンポイントアドバイス！

　特定のスタッフを固定することは、シフトの調整さえクリアできればそこまでむずかしいことではありません。しかし、特定のスタッフ固定によるメリットとデメリットを考えて支援を組み立てていく必要があります。支援開始の時期にはメリットのほうが大きく、支援が進んでいくに従って、デメリットのほうが大きくなる傾向があります。

メリット

- ザイオンス効果を活用して、早期に関係が構築できる
- 早期に関係を構築できることで、より早い段階で関係性を活用した支援を提供することができる

デメリット

- 視点が偏ることで、得られる情報も偏る
- 利用者自身が他者を通じて「自分を知る」機会をもつことが減る
- 特定のスタッフとの関係性が崩れた場合、支援がイチからになる
- 社会では自分が苦手と感じる相手とも関わる必要があるが、実社会に近い環境を訪問看護では提供できなくなる

　森さんの場合も導入当初はメリットが活きており、訪問看護との関係も早期に築けています。そして、森さんの希望である「仕事」にも意識が向くようになっていますが、このあとに森さんとスタッフにズレが生じています。では次に、ズレについて考えてみましょう。森さんにとって「仕事をしたい」という思いの次のステップは、求人情報を見て仕事を探すことでした。これは直接「仕事をする」ことに結びつく、わかりやすい行動です。一方、スタッフが考える次のステップは、さまざまな人と関わっていくことでした。これは直接「仕事をする」に結びつきません。ここがズレているところです。この、仕事とは直接結びつかない内容を提示されたことに森さんは憤りを感じたのではないでしょうか？

　このズレにつながったスタッフの思考過程は、今までの経過より、「対人関係の構築」に影響が出ていることをアセスメントしていたからだと考えられます。仕事をすることは、今後、人との関係が増える、しかし、対人関係の構築に影響が出ている状態のため、スタッフを紹介してさまざまな人との関わりの準備をしようと考えたのでしょう。大切なポイントは、利用者自身が、つながりが見えるかどうかです。スタッフの思考過程は見えないため、ズレないようにその思考過程を見える化し、利用者自身が受け入れられる言葉で共有することが必要です。

■修正後の看護計画

アセスメント

　森さんは、見えることは認識しやすく、取り組んでいく姿勢もあるが、対人関係のように見えないものは認識しにくく、自分事（自分の問題・課題）としてとらえられていないと考える。森さんの希望する仕事を得るための支援をし、仕事を得た場合も、以前のように数か月で辞める行動を繰り返すと考えられるため、対人関係の構築への支援が必要。まずは、仕事と対人関係の構築が関係し合っていることを見える化していく。その後、自閉スペクトラム症の障害特性が、人との関係にどう影響しているかを見える化し、森さんと共有していく。それらを通じて森さんの見えることには取り組んでいこうという姿勢を活用していく。

長期目標

　仕事に就く。

短期目標

　訪問スタッフや他者に対してモヤっとすることが生じたときに、出来事と感情に分けて話すことができる。

ケアプラン

❶コミュニケーションへの思いや経験、困ったことをテーマに対話する。

❷❶に対して、これまでどのように対応したのかを共有する。

❸❷で共有した対応のなかで、どんな障害特性が起因しているか、紙面上で整理し、コミュニケーションの傾向を明らかにする。

■ケアの展開

　まずは、「仕事をしたい」という希望を軸にズレを埋め、森さんとスタッフの見ている部分（希望）は同じであることを再確認するために、

「今、何を考えているのか」をお互いに出し合いました。スタッフからは、障害特性と、数か月で仕事を変えていることと、対人関係の構築はつながっていると考えていることを伝えました。森さんは、スタッフを拒否する理由について、「誰に何を話したかも覚えていられないし、混乱しそう。それに、スタッフさんを知らないから」と話しました。

森さんの経験を活用して前に進めるために「これまで新しい人間関係を築くとき、どう乗り越えてきたか」を尋ねると、「慣れない人に会う前は予防的に頓服を飲んでいた」「ダメなときはドタキャンして横になっていたこともある」と話しました。訪問でも同じようにやってみてはどうかと提案し、「私も一緒に対処を考えてみます」と伝えると、「一度やってみる」と受け入れました。そして、同行訪問に向けて、起こり得る状況を一緒にイメージし、そのときにはどうするのかという行動も一緒に考えたうえで同行訪問の予定を組みました。

同行訪問開始後は、同行の次の訪問は今までの担当者が訪問し、振り返りを行うことで、準備と結果を結びつけ、また次の準備を行うということを繰り返していきました。そのような支援のなかで、少しずつ他のスタッフも受け入れるようになっていきました。

☑ まとめ

- 目標に向かうステップ（過程）のイメージはそれぞれ違う。取り組みの方向性がズレることが、拒否につながることもある。
- スタッフの固定によるメリットとデメリットを考え、支援を組み立てることが必要。スタッフの固定は支援開始時にはメリットが大きく、支援が進むに従いデメリットが大きくなる傾向がある。

＊　医療保護入院：入院を必要とする精神障害者で、自傷他害のおそれはないが、任意入院を行う状態にない者が対象となり、精神保健指定医（または特定医師）の診察および家族等のうちいずれかの者の同意が必要。

2-03 服薬中断により、入院リスクに直面したケース

KEY WORD 統合失調症、注察妄想、幻聴、薬物療法、服薬中断、アドヒアランス、葛藤、入院リスク、危機的状態

事例 山本さん、40代男性、統合失調症

30代のころに「誰かに見張られている」という恐怖感が強くなり、家族の勧めで精神科を受診しました。「統合失調症」と診断され、治療開始後、その注察妄想*は消失し、安定していました。

40代のころに生活力を養うため、一人暮らしを始めました。最初のころは問題なく生活を送っていましたが、しばらくして「薬を飲まなくても大丈夫」といっ

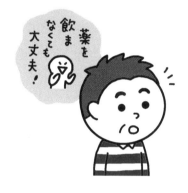

た幻聴があらわれました。山本さんは、その幻聴に従い、たびたび薬を飲まないことがありました。

ある日、母に「誰かに見張られている」という連絡があり、心配した母は自宅に様子を見に行きました。その際、「俺を見張っていたのはお前か！」と母を殴り、警察に保護されました。その後、精神科医の診察を受け、自傷他害のおそれがあるとの判断のもと、措置入院となりました。入院治療を経て、注察妄想は軽快しましたが、内服中断を防ぐために訪問看護の依頼がありました。

初回面接では、「入院前の状態にならないように薬は飲み続けようと思う。今は障害年金と貯金を切り崩しながらの生活だけど、趣味の音楽のホームページを開設し、自作曲をアップして生活費を稼ぎたい」という希望を話していました。

■当初の看護計画

アセスメント

　今回の悪化は、不規則な内服によるものであると考えられる。消失していた幻聴が一人暮らしをしていた時期からあらわれたということは、環境変化によるストレスへの脆弱性も関係していると考えられるが、まずは、幻聴があっても内服継続できるようにアプローチしていく必要がある。

長期目標

　自作曲を販売し、生計を立てる。

短期目標

　再燃しないよう内服継続する。

ケアプラン

❶薬の残数を一緒に確認する。

❷「薬を飲むな」の声や「誰かに狙われている」感覚はないかを確認する。

■その後の経過

　訪問開始当初は、薬の残薬もなく、自作曲を披露してくれ、笑顔も多かったです。3か月ほど経過したころ、「ホームページの閲覧数が伸びない。収入につながらない」と話し、そのころから薬の残数が増えるようになりました。山本さんは「飲んでいる」と話していましたが、「もし、内服しなかったら入院になりますよ」ということを伝え、内服の必要性を説明しました。しかし、その後も残数は増えていきました。

　翌週、「誰かに狙われている」という発言がありました。再度、内服の有無を尋ねると、「薬を飲むと音楽活動に影響する」と語り、処方の半分以上、内服していないことが判明しました。

　翌日、街中で「俺を監視するんじゃない！」と叫んでいるところを警

察に保護され、入院となりました。

 ## 支援者（担当者）の所感

　導入当初は「入院前の状態にならないように内服する」と話し、一緒に残薬を確認していました。ところがホームページの閲覧数が伸びない現実に直面すると、次第に飲み残しが増えていきました。

　山本さんは「飲んでいる」と話していましたが、私には「おそらく飲んでいないだろう」という思いがありました。「もし、内服しなかったら入院になるよ」という言葉を投げかけましたが、服薬行動には至りませんでした。私は、「服薬しなかったら、また入院になるかもしれない」という心配が強くなり、服薬を促すことに終始していました。

　その後、薬を飲まない理由について「音楽活動に影響する」ということを打ち明けてくれましたが、そのときには症状は強くあらわれており、内服をすることはありませんでした。そして、翌日、入院することになったのです。あのとき、どう対応すればよかったのか、未だに考えています。

 ## ワンポイントアドバイス！

　まず、山本さんが薬を中断していたことを正直にスタッフへ話さなかった理由は何か。ここから考える必要があります。支援者の所感から「おそらく飲んでいないだろう」という思いがあり、入院リスクを根拠に服薬の必要性を説明しましたが、動機づけはなされていませんでした。

　ここでの大きな問題としては、「服薬する」「服薬しない」という二分法で話を進めたことです。もちろん、服薬中断による症状悪化を懸念するスタッフの思いはわかります。しかし、「服薬してもらうために薬の必要性を説明する」というのは、山本さんにとっては強制的に服薬を迫られている思いになるのです。

では、どのような対応が望ましかったでしょうか。次の3つの視点から対話を行うと、服薬中断の理由がわかるのではないかと考えます。

まず、1つ目は、内服薬に対する効能や副作用についての山本さんの理解です。主治医や薬剤師から説明されていたとしても、自分なりの解釈をしてしまい、事実とは異なるとらえ方をしている人もいます。

2つ目は、薬物療法に対する不利益や懸念です。これは、実際に感じている副作用や薬を飲むことへの不安などです。

3つ目は、薬物療法を含む健康行動について、どのような前向きさをもっているかです。

一方で控えるべきことは、薬物療法に対する積極性があるかどうかの視点で対話を展開することや、治療に対して消極的だという結論ありきの応答をするなどです。

実際にスタッフは、このうちの1つ、「もし、内服しなかったら入院になるよ」という言葉をかけ、対話をもつ姿勢ではなかったと考えます。利用者はそのような姿勢を敏感に感じ取り、正直に話そうとしなくなります。

まずは先ほどご説明した3つの視点から対話をもち、山本さん自身の薬物療法に対する理解や思い、懸念などを尋ねるところから始める必要があります。

■修正後の看護計画

アセスメント

これまでのアプローチは、「いかに服薬を継続してもらうか」に焦点を当てたアプローチであった。そのため、山本さんがどのように薬物療法についてとらえているのかの視点が不足し、「服薬する」「服薬しない」の押し問答となり、膠着（こうちゃく）状態が続いていた。

計画修正のポイントとして、協働して、薬物療法を含む治療を一緒に考えていけるように、薬物療法の理解度や不利益、懸念、健康行動への前向きさと薬物療法との関連など、山本さん自身の考えや、

とらえていることを明らかにし、共有していく必要がある。

長期目標

　自作曲を販売し、生計を立てる。

短期目標

　自作曲が作れる健康状態を保つ。

ケアプラン

　以下のテーマについて対話をもつ。

❶薬物療法や治療に関する山本さんの理解。

❷薬物療法や治療に関する山本さんの懸念や不安、心配事。

❸薬物療法や治療、それ以外の健康行動についての山本さんの考え
　や思い。

■ケアの展開

　2か月間の入院治療を経て、訪問看護が再開されました。まずは山本
さんに薬物療法や治療について、どのように受け取っているのかを尋ね
ました。

　山本さんは、「薬は症状を抑えてくれるので必要だと思うけど、頭が鈍
くなるような感じがして、音楽活動に集中できないんです。前回もホー
ムページの閲覧数が伸びないのは、薬のせいで音楽活動のクリエイティ
ブさが失われたからだと思いました。だから、やめたんです」と話しま
した。スタッフが、「山本さんは、音楽活動に影響しているのではという
懸念があった一方で、薬の効果も感じていたということですか」と確認
したところ、「そうですね」と返答がありました。

　主治医には、そのことを伝えているかを尋ねると、「いや、先生には伝
えていないです。音楽のほうを控えなさいと言われるのがこわくて…」
と答えました。そう思っている理由も尋ねましたが、「何となく…」と言
葉が出てこなかったので、伝え方を一緒に考えてみることを提案しまし

た。それには山本さんも「お願いします」と賛同してくれて、どのように伝えるのかを一緒に考えました。でき上がったのが、次の文章です。

「薬の効果は感じていますが、音楽活動に集中できないことがあります。身体が少し重い感じです。薬を減らすか、または別の薬を考えてもらうことはできませんか?」

これを手紙として診察時に持参することにしました。その後、処方が変更され、以前よりも音楽活動への集中力が途切れることは少なくなりました。さらに、自己判断での内服中断もなくなりました。

☑ まとめ

- 服薬中断のある利用者に対して、「服薬する」「服薬しない」の二分法で話を進めることは避けるべきである。
- 薬物療法や治療に対して、スタッフ側が一方的に提供する姿勢ではなく、利用者と協働するという姿勢をもつ。
- 薬物療法に関する理解度、不利益や懸念、薬物療法と健康行動の関連など、利用者の考えやとらえていることについての対話をもつ。

---

*　注察妄想:どこにいても、周囲や他人から監視されていると思い込む妄想。

対人関係に敏感な自閉スペクトラム症の人のケース

KEY WORD　自閉スペクトラム症、ひきこもり、対人関係における不安・恐怖、生活リズムの乱れ、昼夜逆転、SNS

事例　堀さん、10代、自閉スペクトラム症

堀さんは、幼少期からほかの子と一緒に遊ぶことが少なく、促されても一人遊びをすることが多くありました。小学校に入学してからも、給食を残すことが多かったり、友達の会話が理解できず輪に溶け込めなかったりするなどで、教員や友達から指導や指摘を受けることが続いていました。その後、精神科を受診し、「自閉スペクトラム症」（以下、「ASD」）と診断されました。

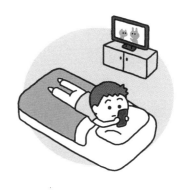

高学年に差しかかったころ、イジメをきっかけに不登校になり、それからは、食事・排泄以外は部屋にひきこもるようになりました。中学校に入学以降もひきこもりの生活は続き、家族とは生活を送るうえでの必要最低限のやり取りしか行わない状態となっていました。

そんな堀さんが、昼夜問わず時間とエネルギーを注いでいたものは、SNSでの不特定多数とのコミュニケーションでした。SNS上で自分と似たような特性をもつ他者を見つけては、嬉しくなってその人に何度もメッセージを送っていました。嬉しい気持ちの一方で、メッセージのやり取りでは「どんな反応が返ってくるんだろう…」「○○と言われたのはなぜか？」と考えて不安に感じるようにもなりました。また、SNSで多数の人がやり取りをしているところを見ても、やり取りの流れや意図が

理解できず、SNS上でも疎外感を感じることもありました。不安や疎外感を家族に訴えながらもSNSを続け、生活リズムが乱れている堀さんを心配した両親が主治医に相談し、増薬もされましたが状態に改善は見られず、精神科病院へ入院となりました。3か月ほどの入院治療を経て、自宅での生活リズムを整えるために訪問看護が導入となりました。

■当初の看護計画

アセスメント

対人関係において不安が生じやすい。まずは関係性を築いていくことが必要である。生活リズムが崩れないように午前中に訪問看護を設定したり、1日のスケジュールを明確にすることが必要である。

長期目標

自分の行きたい場所に外出できる。

短期目標

退院後の生活リズムを整える。

ケアプラン

❶対人関係における不安や恐怖についての言語化をサポートする。
❷生活の実態を把握する。

■その後の経過

退院後、生活リズムはすぐに崩れ、深夜にSNSをする生活が続きました。訪問開始当初は、そのようななかでも訪問時間には起きていましたが、1か月ほどで訪問時に起きてくることがなくなり、スタッフとコミュニケーションを取る機会が減っていきました。

そこで、スタッフは生活リズムを整えることよりも、堀さんとの関係性を築くことを優先し、訪問時間を午後に変更しました。しかし、午後に訪問しても堀さんは布団から出てこなかったり、話に興味を示さなか

ったりしました。スタッフは堀さんの趣味や関心に合わせて話題を提供しようとしましたが、効果はありませんでした。結局、母親の話を聞くだけの対応になってしまいました。

 ## 支援者（担当者）の所感

　母親の不安や心配の言葉を受けて、何とかしないといけないと思いながらも、午前中の訪問では寝ている状態で、午後に訪問しても話が広がらない状態が続いたことで、どうしていいのか、何のために訪問に行っているのかがわからなくなり、私自身も訪問することに苦痛を感じるようになりました。

　加えて、話が広がらないのは、「私が堀さんの興味や関心を引き出すことができないからだ」と、自分を責めるようにもなりました。

 ## ワンポイントアドバイス！

　さまざまな状況を考えるとき、「それは障害の範囲なのか、それとも個性の範囲なのか」と悩むことがあると思います。訪問看護では、「今」と「未来」という時間軸で考えることをよくします。どういうことかというと、「今」の本人においては、その特性が本人の生活に支障をきたしているとしても、自分の特性としてつき合っていくという視点で支援を組み立てていくことで、「未来」の本人においては、その特性が個性として成り立つということです。まずは「今」の堀さんを理解することから始めましょう。そのためには、ASDの特性が堀さんに与えている影響について理解することが重要です。

　たとえば、堀さんは小学生のころ、給食を残すことが多かったとあります。これは何が影響していたのでしょうか？　ASDの子どもの多くが、感覚の問題を抱えているといわれています。堀さんのように、給食を残す行為の背景には、「食べ物の食感でどうしても受けつけられないものがある」「少しでも苦手なものが口に含まれると途端に気持ちわる

くなる」といった、ASDの症状としての「感覚過敏」が潜んでいることも考えられます。このような受け入れがたい自身の感覚の特徴を他者に伝えるのがむずかしいため、「好き嫌いはダメ」といった一般的な価値観を提示されることが多いです。そのような体験の積み重ねによって、「わかってもらえない」という思いが強くなり、次第に孤立していったのではないでしょうか？　そして、学校に通うことがむずかしくなり、ひきこもらざるを得なくなったとも考えられます。

　では、SNSについてはどうでしょうか？　SNSのメリットには、「自分と似た特性をもった人や、趣味や嗜好が似た人と交流ができる」ことが挙げられます。SNSでは、実社会よりも自分と似た人を探しやすく、また顔を合わさずに交流できます。定型発達の人との違いに常に苦しみ、なじめなかった人にとって大きなメリットとなるため、SNSに依存する方も多いです。堀さんもそのように感じた可能性があります。

　堀さんは、自分をわかってくれる相手と出会いたかったのかもしれません。しかし、たとえSNS上に自分と似た人を見つけても、知っていくうちに自分とは違う側面を見つけることになり、結局はやはり自分と他者の違いに直面することとなります。堀さんのように、SNSをすることで不安が増していく方も多いです。

■修正後の看護計画

アセスメント

　これまで行っていた支援は、できていないことを見つけて、できるようにしていくという視点に基づいたものだった。この姿勢が、堀さんの「わかってもらえない」という思いを強めていたと考えられる。「今」「未来」の両方の時間軸での支援を考えていくために、まずは堀さんを理解していくことから始める必要がある。堀さんの行動に焦点を当てて対話を積み重ねることで、堀さんの思いとASDの特性がどのように影響しているのかを明らかにできるように計画を変更した。

長期目標

　自身の特性を踏まえ、自分にとっての人間関係の築き方のコツを身につける。

短期目標

　SNSへの自身の考えや思いを、率直に言葉にすることができる。

ケアプラン

❶堀さん自身の大切にしている価値観や目標について、対話を用いて明確にする。SNSも含めて、堀さんにとってよりよい生活とは何かを一緒に考える。

❷ASDの特性について一緒に深め、堀さんの特性が生活にどのような影響を及ぼしているのかを一緒に考える。

❸人とつながろうとしてきた堀さんの歴史に思いを馳せ、堀さんなりの人間関係の築き方を一緒に模索する。

■ケアの展開

　訪問時、堀さんはこれまでと同様布団に入ったまま話をしていましたが、スタッフから「SNSは、堀さんにとってどのような意味をもつものですか」と尋ねると、堰を切ったように話し始めました。「SNSは自分の思いに共感してもらえたり、"いいね"がつくと自分が認められた気持ちになれたりするのでやめられないです」と話しました。SNS内の対人関係で苦しみは生じていないかを聞くと、「苦しいです。もし返事が遅かったり、コメントや"いいね"がつかなかったら、嫌われているんじゃないかと不安になることもあります」と語りました。

　SNS以外の活動に割く時間について堀さんは、「SNSから離れなければという思いもあるので、スマホの電源を切って、本を読んだり、お母さんの料理を手伝ったりもします。1日のなかで2時間ほどですかね。その時間もSNSが気になることはありますが、10分ほどすれば別のことに集中しています」などと、自分なりの工夫も話すようになりました。会話が続くようになってきたため、訪問の回数を増やすことを提案すると、

「いいですね」と受け入れました。

　そのころから、訪問時にスマホを使う時間は減っていきました。そのタイミングで、ASDが堀さんに与えている影響について本人と一緒に検討しました。堀さんは、「小さいときから人と違うことがこわくて、無理をして人に合わせて生きてきました。でもどんどん疲れてしまって、うつっぽくなったときもありましたし、SNSをやってても、相手の反応が気になって不安になっていました。今思えば、ASDの特性をあまり理解していなかったのだと思います」と振り返っていました。

　堀さんの場合、感覚の過敏さからくる生活上のストレスや困難さが幼少期からあること、そして人間関係では、他者との違いを意識し過ぎてそれをカモフラージュするように自身の特性を抑圧していたことなどを堀さんと共有し、堀さんが少しでも無理なく他者とつき合える方法を話し合いました。2年ほど経過したころ、SNSの使用時間は1日1時間程度に留まり、引きこもり支援センターで実施される当事者会に参加するようになりました。

☑ まとめ

● 自分の特性としてつき合っていくという視点で支援を組み立てていくことで、「今」の本人においては、その特性が本人の生活に支障を来しているとしても、「未来」の本人においては、その特性が個性として成り立っていく。

● ASDの人は、幼少期から他者との違い（特に定型発達の人との違い）に敏感とならざるを得ない背景があり、不安や恐怖を感じることも少なくない。同じASDの人であっても特性のあらわれ方は多様であるため、その人をよく知り、個別的な支援を行っていくことが重要。

● 堀さんの生活リズムやSNS利用の支援を考える際に、現状を「問題」ととらえるのではなく、まずは「なぜその行動を取っているのか？」と、本人の行動の背景にあるものについて意識を向ける。

被害妄想に行動が左右される 統合失調症の人のケース

KEY WORD 統合失調症、被害妄想、入退院の繰り返し、症状コントロール、感情、支持・共感、コミュニケーション、妄想への対応

事例 伊藤さん、30代男性、統合失調症

伊藤さんは大学に進学後、勉学に悩み、友人に誘われた宗教関係の活動に没頭していました。そのころから眠れなくなったり、「悪魔が自分のことを見張っている。狙われている」といった思いがあらわれるようになりました。

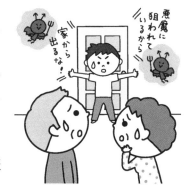

友人の勧めで精神科を受診したところ、「統合失調症」と診断されました。服薬を開始しましたが、症状は安定せず、学校に通い続けることがむずかしくなったため、中退しました。

中退後は、1日の大半を読書やネットサーフィンで過ごす日々を送っていましたが、症状は安定せず、半年に1回ほどは家族にも「悪魔に狙われているから家から出るな」と強要することがありました。そのつど、入院治療を受けて症状を緩和させるというサイクルが続いていました。そのため、主治医からベースの症状の安定を図る目的で訪問看護の依頼がありました。

訪問時に伊藤さんは次のように話しました。「神と悪魔の争いが勃発することがあり、悪魔が神に襲撃を加え始めます。そのときに誰かが悪魔からとがめられていることを放っておくことはできないんです。でも、その矛先が僕のほうに向くこともあって狙われることもあります。そのときには家族にも外出を控えてもらいます。それが一番、きついで

すね」とのことでした。入院することについて伊藤さんは、「入院は嫌だけど、家族が狙われるよりかはいいかもしれないと思い、しかたなく入院していますね」と話していました。

■当初の看護計画

アセスメント

幻聴・妄想に行動が左右され、定期的な入院治療を繰り返している。症状をコントロールしていけるよう支援していく必要がある。

長期目標

症状をコントロールし、再入院を減らす。

短期目標

幻聴・妄想に対しての対処を増やす。

ケアプラン

❶幻聴・妄想については否定も肯定もせずに関わる。

❷「きつい」と認識したときの対処について一緒に考える。

■その後の経過

1か月ほど経過したころ、伊藤さんの状態を把握するために最近の出来事を詳しく聞きました。伊藤さんによれば、普段の日は神と悪魔の存在をイヴが見守り、争いが勃発することはないとのことですが、何かの拍子でイヴの見守りがなくなり、悪魔が暴走するようです。具体的な「何か」は明確ではなく、伊藤さん自身も理解していないと話していました。

争いが勃発すると、伊藤さんは悪魔にとがめられている人を助けに介入するとのことでしたが、結果的にはどうすることもできないとのことでした。ですので、伊藤さんの苦しみが増すことのないよう放っておくことも1つの選択肢だと伝えましたが、「そんなひどいことはできませ

ん」と、今後も介入する意思を示しました。

　伊藤さんの話によれば、神と悪魔の争いが勃発しても実際には何もできないということでした。問題は、悪魔からとがめられている人を助けるために介入することにより、次に自分が標的になるという恐怖を感じているということです。

　私は、悪魔が誰かをとがめるとしても、伊藤さんの生活に直接の支障がなければ、悪魔を放っておけばよいのではないかと考えていましたが、伊藤さん自身は妄想を現実として認識しており、「放っておくことはできない」という返答だったので、どのように説明すればよいか迷ってしまいました。

　また、私は妄想に対して「否定も肯定もしない」という原則を心がけていましたが、それによって妄想が弱まるわけではなく、このアプローチを続けても問題の解決にはならないのではないかと感じるようにもなりました。

 ワンポイントアドバイス！

　支援者の所感に書かれているように、妄想は本人にとって「否定できない事実」としてとらえられます。つまり、非現実的な話だからといって否定したとしても、本人にとっては、信じてもらえないという思いがつのり、孤立感を深めていくだけなのです。

　逆に肯定し過ぎることは、「やはり、自分の感じていることは正しいのだ」と確信度を高めてしまうリスクもあります。では、どのように対応すればよいのでしょうか。

　このような場面では、まず妄想そのものにアプローチするのではなく、「妄想から生じる感情」に焦点を当てましょう。伊藤さんの場合であれば、悪魔が暴走するわけですから、たとえば「神と悪魔の争いがあった

り、悪魔が誰かをとがめることがあると、こわいですよね」といった言葉がけです。その感情に理解を示すことにより、伊藤さんは今の自分が置かれている状態をわかってもらえたと感じ、「そうなんです。こわいんです」と、より感情や状態を語りやすくなります。

また、支援者の所感では、「伊藤さんの生活に直接の支障がなければ、悪魔を放っておけばよいのではと考えていた」と述べられています。まさにその通りなのですが、ここでもう一歩「なぜ悪魔を放っておけない伊藤さんがいるのか」を考えてみてください。

「困っている人を放っておけない正義感の強さをもっているのか」「神と悪魔の争い事に終止符を打ちたいのか」「悪魔が誰かをとがめることによって、何か不吉なことが起こると思っているのか」など、このようなことを推測し、伊藤さんと対話することで、伊藤さんのもっている強みや、その妄想に対するとらえ方を知るチャンスになります。その情報をもとにさらにアセスメントを進め、「どのようなアプローチが伊藤さんにとって効果的なのか」を検討することが可能になります。

以上のことをまとめると、妄想の背後にある感情に理解を示し、悪魔が誰かをとがめることを放っておけない理由について、対話を通じて明らかにしていくことが、新たなアプローチの糸口になると考えます。

■修正後の看護計画

アセスメント

　神と悪魔の争いという思考は、他者からは理解されにくく、伊藤さん自身の孤立感を深めていくと考えられる。

　まずは、スタッフがその思考の背後にある感情を理解し、何が起こっているのかを丁寧に聞いていく必要がある。同時に、伊藤さんが取り組んでいることやその内容がどのような効果をもたらしているのかも明らかにする。そうすることで、新たな支援策を見つけ出し、伊藤さん自身の対処も増やしていくことができると考える。

> **長期目標**
>
> 　症状をコントロールし、自宅での生活を続ける。
>
> **短期目標**
>
> 　神と悪魔の争い事などに関する対処を増やす。
>
> **ケアプラン**
>
> ❶神と悪魔の話をした際には、その背後にある感情に理解を示す言葉を返す（例：それはこわかったですね。不安ではなかったですかなど）。
>
> ❷悪魔が誰かをとがめていることを放っておけない理由を明らかにする。
>
> ❸現在、伊藤さんが取り組んでいる対処を明らかにし、その効果を一緒に判定する。

■ケアの展開

　ある日伊藤さんは、「悪魔が神に襲撃を始めた。誰かが悪魔からとがめられている」と話し始めました。

　私は、「悪魔が制御を失っているんですね。それはこわいし、不安ですよね。そういうときに、どのように対処していますか？」と尋ねました。伊藤さんは、「うまく対処できていないんですよね…。どうしようもない感じです」と答えました。

　続けて私は、「たとえば、そのときに伊藤さんが、悪魔の恐怖に対して何かしていることなどはありますか？」と尋ねると、伊藤さんは「心を落ちつかせるために頓服を飲むんですね。そして、体力を温存するために横になるんです。大抵は途中でイヴが戻ってくるので、悪魔は一時的に退散します。でも、それが数日続くと、悪魔は僕に狙いを向けてくるんです」と、自分なりの対処と状況について詳しく話しました。

　私は以前の話も含めて、これまでの話を次のように振り返りました。「悪魔が神に襲撃を始めたとき、伊藤さんは頓服薬を飲んで気持ちを落

ちつかせ、いざというときのために身体を休めているんですね。通常は数日以内にイヴが戻ってきますが、イヴが戻らない場合は悪魔の標的が伊藤さんに変わるため、家族を守るために入院するということですね」と。

伊藤さんは、「そうなんです。ここまで理解してもらえる人がいなくて、1人で悩んでいました。話を聞いてもらえて心がラクになりました」と笑顔を見せました。

その後、悪魔が暴走する前兆やイヴが数日以内に戻ってくる条件など、現実の生活と結びつけながら、対話を進めています。

☑ まとめ

● 妄想は本人にとって「否定できない事実」である。そのため妄想そのものにアプローチするのではなく、妄想から生じる感情に焦点を当てる。

● その妄想（悪魔）を放っておけない理由について、丁寧に対話を重ね、どのようなアプローチが伊藤さんにとっては効果的かということを検討することが必要である。

● 伊藤さんが妄想に対して取り組んでいることや、その内容がどのような効果をもたらしているのかも明らかにすることにより、新たな支援策を見つけ出し、伊藤さん自身の対処も増やすことができる。

（執筆：中野・小瀬古）

2-06 躁状態により生活費を使い込んでしまうケース

KEY WORD 双極症、躁状態、金銭管理、生活費、サイン、気分変動、衝動性、自己破産、生活保護

事例 渡辺さん、40代男性、双極症

渡辺さんは、30代のころに精神科を受診し、「うつ病」と診断されました。抗うつ薬による治療を受け、半年後に職場復帰しましたが、その後、人が変わったように仕事に打ち込み始め、ミスをした部下や同僚を怒鳴りつける姿が見られました。

上司から「本当に精神状態は安定しているのか？」と確認されたところ、「主治

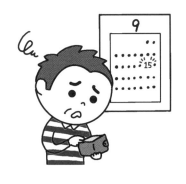

医の意見書をもらって復帰しているじゃないか。パワハラだ！ 無能な上司をもつと苦労する！」と、周りの目を気にせず吐き捨てるように言い放ちました。

その数日後、「俺は会社を設立して大金持ちになる。天才だから絶対に成功者になれる」と話し、即日、退職を申し出ました。

その後、会社を設立しましたが、事業はうまくいかずに1年で倒産しました。借金を返済することができず、自己破産の手続きも行いました。家族に勧められて精神科を再受診した結果、「双極症」*と診断されました。

その後は通院・内服を継続していますが、躁状態に移行すると月半ばには生活費を使い込んでしまい、生活ができなくなるという状況が続いたため、金銭管理をサポートするという目的のもと、訪問看護が導入と

なりました。

■当初の看護計画

アセスメント

　生活が苦しくなり始めるということが、躁状態に移行するサインだと考えられる。

長期目標

　1か月の生活設計を立て、遵守することができる。

短期目標

　事前に決めた金銭管理を行うことができる。

ケアプラン

❶ 1か月間、決められた金額でやりくりできるように金銭管理表を一緒に作る。

❷ 訪問看護で金銭の使い方について話し合う。

❸ 買い物の衝動に駆られたときにはスタッフに相談してもらう。

■その後の経過

　訪問開始当初は金銭が苦しくなることはありませんでしたが、数か月経過したころ、渡辺さんから「中古パソコンを6万円ほどで購入しようと思っている」と相談がありました。

　毎月、生活費で使える金額は8万円ほどでした。残り2万円では食費をまかなうだけでも精一杯の状況だったので、「6万円を使ってしまうと、食べるものにも困りますよ。それはやめておきましょう」と伝えました。

　渡辺さんは、その場面では「わかりました」と了承しましたが、翌週には、その中古パソコンを購入していました。購入した理由を尋ねると、「僕のお金なのだから、理由まで聞かれる筋合いはない。今日は帰ってください」と言われ、何も返答できずにその日の訪問は終了しました。

支援者（担当者）の所感

　これまでを振り返ると、自己破産をしたり、月末にお金がなく苦しい思いをした経過がありました。渡辺さん自身も、そのことを十分認識しているからこそ、訪問看護を導入し、共に金銭管理に取り組んでいたと思っていました。しかし、いざ買い物の衝動があらわれたときには、相談はしてくれたものの、最終的にはスタッフの意見は受け入れず、自己判断での購入に至りました。

　もちろん、渡辺さんのお金ですからスタッフに指図されたくない気持ちもわかります。しかし、先述したように、訪問看護の導入目的は金銭管理です。それなのに、なぜ渡辺さんがこちらの意見を受け入れなかったのか、正直、モヤモヤした気持ちがありました。

　最初の数か月は、衝動買いもなく、金銭管理も順調に進んでいたことから、やる気の問題なのではないかとさえ思ってしまいました。今後、どのように対応していけばよいのか、行きづまりを感じました。

ワンポイントアドバイス！

　なぜ渡辺さんは、スタッフの意見を受け入れなかったのでしょう。まず、この理由から考えていきます。結論から言うと、スタッフが、「パソコンをほしい」という渡辺さんの思いを尊重せず、頭ごなしに「それはやめておきましょう」と伝えたからです。

　もちろん、症状コントロールという視点から考えると、行動を制御していくアプローチも必要になるでしょう。ただし、それと同時に渡辺さんの気持ちを尊重することも重要です。

　今回は、そのワンステップが抜け落ちていたのではないでしょうか。まずは渡辺さんの気持ちを受け止め、そのうえで現実的なお金のやりくりを考えていく必要があります。

　では、ここからは「実際にどのように関わっていけばよいのか」を考えていきます。まずは、スタッフがお金に関する修正をするのではなく、

パソコンを購入するための工夫を一緒に考えていくなかで、渡辺さん自身が生活に使うお金とのバランスを考えていくことができるようにサポートしていきます。たとえば、現金を1週間ごとに封筒で小分けにすることなどは、生活に使っている金額とその他に使える金額を可視化していくことの1つの方法です。

とはいえ、衝動的に大きな買い物をしてしまうこともあるのではないかと思います。そのようなときの金銭管理の工夫としては、すぐに購入してしまわないために、現金を多く持ち歩かないことや、衝動的に大きな買い物をすることは想定内として、臨時の出費に備えて一定金額は銀行からおろさないことなどがあります。

また、計画的に購入するための支援として、それが必要な理由や、その物を使ってやりたいことの「優先順位」(しなければいけないこととやりたいことの両方)を一緒に明らかにし、いつまでにという「時間」に焦点を当てることも有効です。その際には、今回のように頭ごなしに「やめておきましょう」と伝えるのではなく、それが「ほしい思い」を認めるところから始めましょう。

また、単に「物がほしいから買う」というだけではなく、隠された満たされない気持ちから、浪費に追いつめられるということもあります。ですから、「生活にさびしさがあるのではないか」「双極症の症状に苦しんでいるのではないか」など、そういったことを本人と対話し、買い物の背後にある苦しみにも目を向けていくも必要です。

■ 修正後の看護計画

アセスメント

買い物の欲求は、躁状態のサインだと考えられるが、それを無理に制御しようとすることは抵抗感や反発感を生むと考えられる。まずは、それを買いたい思いを尊重し、そのうえで生活費の見通しを一緒に考えていく必要がある。

長期目標

　毎月の生活設計を立て、実行することができる。

短期目標

　1週間ごとの使える金額内で生活することができる。

ケアプラン

❶1週間ごとに使える金額を封筒に入れる。

❷お金を使うペースが速いときは、満たされていない気持ちはないかを振り返る。

❸保護費の支給日に必要なお米と日用品を買っておく。

❹外出するときは、必要以上の現金を持参しない。

❺普段、購入しない物を買いたくなったときには、すぐに買わずに訪問看護に相談する。

❻買い物以外の楽しみ（友人・趣味など）を明らかにする。

■ケアの展開

　渡辺さんにパソコンの購入に至った思いを尋ねたところ、「衝動買いとはわかっていたんだけど、自分でも止められなくてね。あなたの言う通り、生活が苦しくなったね」と答えました。

　今回の出来事を受けて、スタッフとして考えたことを計画書に沿って提示し、今後の病気とのつき合い方について一緒に考えていきたいことを伝えました。渡辺さんは、「そうだよね。こういう感じで、少しずつコントロールしていかないといけないね」と受け入れました。

　まずは1か月分のお米と日用品を購入し、残りの金額を1週間ごとに封筒に振り分けました。封筒の表側に「○日〜○日」と日付を記し、いつからいつまでの生活費なのかがわかるようにしました。

　買い物以外の楽しみとしては、友人とオンラインゲームをする日があり、それを毎週楽しみにしているということでした。その友人も、同じ双極症のある人だということで、「一度、お金のやりくりをどのようにしているのか、聞いてみる」ということになりました。

その後、「大きいテレビがほしい」という思いが出てきたときには、優先順位について話し合いました。優先順位が高くなかったことから、すぐには購入せずに、「2か月経ってもほしかったら、お金をやりくりできる範囲で購入しよう」ということになりました。結果、2か月後には、「やっぱりテレビは今のもので問題ないですね」と、購入することはありませんでした。

この数か月、月末に生活費が苦しくなる日はありません。また、それと相関するように躁状態に移行することも減少しています。

☑ まとめ

- 生活費のやりくりだけに目を向けるのではなく、本人の「買いたい」という思いを尊重する関わりが必要である。
- 具体的な支援では、利用者自身が、「買いたい」と「生活に使うお金」とのバランスを考えていくことができるようにサポートしていくことが必要。
- 「優先順位」と「時間」に焦点を当てることは、利用者自身が自分で行動をコントロールすることにつながりやすい。

＊　双極症：疾病及び関連保健問題の国際統計分類（International Statistical Classification of Diseases and Related Health Problems：ICD）による「Bipolar disorder」の翻訳に関して、以前は「双極性障害（躁うつ病）」と訳されていたが、第11版（ICD-11）から、disorder を「障害」と翻訳すると、disability と混合され、不可逆的な状態にあるとの誤解が生じることがあるという議論があり、disorder を「症」と翻訳するようになった。

「自分でやりたい」と言いつつも、要求ばかりしてくるケース

事例 吉田さん、40代男性、統合失調症

吉田さんは高校中退後、家業の手伝いをしていましたが、20代前半から音を敏感に感じるようになり、精神的な不安定さがあらわれました。家族の勧めで精神科を受診し、「統合失調症」と診断されました。

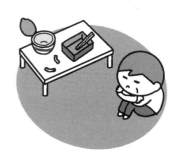

診断後は、通院をしながら家業の手伝いをしていましたが、浪費が激しかったことや家族への暴言で両親が疲弊したことから、病院の支援を受けて生活保護を受給しながら一人暮らしをするようになりました。

一人暮らしをするにあたって、ヘルパーを導入していましたが、症状の悪化や生活が成りゆかなくなるという状況で、10回以上入退院を繰り返していました。今回の入院は、通院の自己中断から幻覚妄想が活発となり、精神運動興奮*1状態となったためでした。

自宅は、弁当やカップ麺、タバコの吸い殻などが散乱し、このまま退院して暮らせる状況ではなかったため、業者に清掃を依頼しました。部屋は片づきましたが、退院後も同様の状態になる可能性が高かったため、病院の相談員から訪問看護へ依頼がありました。

吉田さんは面接時に、「自分の身の回りのことは自分でやりたい」と話していました。

■当初の看護計画

アセスメント

　精神状態の悪化によって、自宅内を清潔に保つための行動が低下する可能性が高い。

長期目標

　自分の身の回りのことは自分で行えるようになる。

短期目標

　定期的にゴミを廃棄し、ゴミが溜まらないようにする。

ケアプラン

❶精神症状に影響されたセルフケアを共有する。

❷ゴミを廃棄する頻度や量を確認する。

❸手間をかけずにできる、ゴミの廃棄方法を一緒に考える。

■その後の経過

　訪問開始当初は、セルフケア*2をアセスメントするために生活状況の確認をしていましたが、返事が返ってこないことも多く、返ってきたとしても、途切れとぎれで会話がふくらむことはありませんでした。

　1か月ほど経過したころからゴミが溜まるようになり、3か月目には以前と同じようにゴミが散乱した状況になりました。吉田さんは、「何でゴミを捨ててくれないの。ヘルパーさんはやってくれたのに。ゴミ捨てするのがあなたたちの仕事でしょ」と、訴えるようになりました。ヘルパーとの違いを説明しましたが、「私は病院の相談員から、そのように聞いていた」との一点張りでした。

　そのことを病院の相談員に確認したところ、ヘルパーへの被害妄想、無断キャンセルなどから、何度か事業所変更を繰り返していたため、現在は受け入れ可能な事業所がなく、訪問看護を勧めたとのことでした。

支援者（担当者）の所感

　部屋の変化の様子は見ていましたが、十分に会話ができないため、それ以上の生活状況をとらえきれていませんでした。最初は自分で行動していたことから、生活スキルの問題ではないと考えていましたが、何が原因でゴミの散乱につながっているのかがわからず、どのように支援をしていけばいいのかを悩んでいました。

　そのようななかで、ゴミの片づけを要求してくる吉田さんに対し、訪問の役割を説明しましたが、自分自身もどうしていけばいいのかわからない状態だったので、うまく伝えられませんでした。堂々巡りの会話が続くなか、部屋のゴミがどんどん蓄積していき、焦りを感じていました。

ワンポイントアドバイス！

　支援をしているなかで、利用者の思い（言葉）を取り入れて支援を組み立てているはずなのに、うまくいかないと感じ、困ることはよくあるのではないでしょうか？　それはなぜなのかを考えてみましょう。

　うまくいかない理由は、利用者の言葉だけに引っ張られ、支援を進めてしまうからです。そして、その支援は、「あなたが言ったのだから○○しましょう」という押しつけになっていることが多いです。

　では、そうならないために、どうしたらいいのか？　それは、利用者から「○○したい」という希望が出てきたあとに対話を深め、「利用者の言葉と、本当の希望は一致しているのか」を確認することです。これは、「目的（何のために・どこに向かうのか）を明確にする」ということです。そして、そのうえで明確にしたものを利用者と共有することが重要です。「○○をする」というやり方ではなく、「何のために」「自分自身がどこに向かおうとしているのか」を共有することで、訪問で起こるさまざまなことに、柔軟に向き合っていくことができます。

　ここからは、吉田さんへの支援で考えてみましょう。吉田さんは初回

面接時に、「自分の身の回りのことは自分でやりたい」という思いを表出していました。スタッフは、この言葉とゴミ屋敷状態であったという情報を受けて、自分の身の回りのことをする第一歩としてゴミ捨てに焦点を当てることが、吉田さんの希望にも、現実的な問題にも合致しやすいと考えたのではないでしょうか？

　一見、問題なさそうに見えますが、スタッフは吉田さんの「自分の身の回りのことは自分でやりたい」という言葉を深めていません。それは、吉田さんの言葉がスタッフにとってごく当たり前のことで、納得できるものだったので、違和感がなかったからだと考えられます。違和感がないときこそ、意識して深めるというステップを踏むようにしましょう。

　また、対話を深めていくときには、お互いにきちんと向き合うという姿勢が大切です。すぐに取り入れることができる具体的な行動として、「利用者の言葉を受け止めるときに、ジャッジをしない」ことをお勧めします。言葉を深める過程のなかで、スタッフ側に「それは違う（ジャッジをする）」という思いがあると、対話は深まらず、利用者の本当の希望にはたどり着きません。利用者の言葉は希望に向かうエネルギーだと思って、受け止めましょう。

■修正後の看護計画

アセスメント

　「自分でやりたい」という思いに沿っているつもりだったが、その「やりたい」という言葉通りの行動を吉田さんに押しつける形になっていた。まずは、吉田さんの言葉の裏にある思いを明らかにしていくことが必要。また、言語的コミュニケーションが取りにくい状態であるため、見える化することや、行動を共にすることなどを取り入れていく。

長期目標

　自分の身の回りのことは自分で行えるようになる。

短期目標

　きれいな部屋で暮らすために定期的にゴミを捨てる。

ケアプラン

❶訪問時には必ず長期目標を共有し、訪問看護では一緒に考えて行
　動することを伝える（見える化しているものを活用）。

❷ゴミの分別方法や回収日程を確認する。

❸一緒にゴミを分別し、ゴミ出しを行う。

■ケアの展開

　まずは、長期目標と今の吉田さんの本当の思いが一致しているのかを
確認しました。そのなかで、「きれいな部屋で暮らしたい」との言葉が出
てきたので、その希望に沿って話を進めていきました。吉田さんはヘル
パーのゴミ捨てを希望しましたが、これまでの経過からヘルパーの支援
が受けられない状態であることを説明しました。そのうえで、訪問看護
は一緒にならできるということを提示したところ、「（訪問看護と）一緒
にやってみる」と、訪問を活用することを受け入れました。

　これまでは週1回の訪問でしたが、分別やゴミ出しを一緒に行うため、
週3回に変更しました。一緒に行う内容を計画で共有し、定期的に計画
を一緒に見ることを取り入れました。一緒に考えて行動することを繰り
返すなかで、「できれば○○も一緒にしてもらいたい」と希望するように
なり、以前のように一方的に何かをさせようとすることはなくなってい
きました。

　ゴミを一緒に分別しているときに、同じ日用品がいくつも出てきまし
た。同じ物を購入した理由を尋ねると、「見つからなかったから…」との
ことでした。また、ゴミを一緒にまとめ始めると、分別が正しく行えな
いことがわかってきました。一緒に行動することで、今まで見えなかっ
たものが見えてきたのです。

　その後、物の置き場所を一緒に考え、訪問のたびにその場所にあるか
を確認したり、分別に迷ったときは一緒に調べ、紙に書いて見えるとこ

ろに貼ったりということを繰り返しました。

　数か月ほど経過したころから、重複して物を購入することがなくなり、ゴミの分別に対しても、「今日はゴミをまとめておいたよ」と、自分でゴミを分別するようにもなりました。そのタイミングで、訪問を活用しながら、部屋をきれいな状態に保つことが継続できていることを一緒に振り返りました。そして、ゴミが分別できなくなったり、溜まってきたりするのは精神状態の悪化のサインかもしれないということを伝えると、吉田さんも「そうかもしれない」と受け入れました。

　現在は、ゴミが溜まり始めたときに、精神症状の悪化のサインなのかどうかを確認するために、片づけ以外の変化についても話し合っています。

☑ まとめ

- 利用者の「○○したい」が出てきたときには、利用者の言葉と本当の希望が一致しているのかを確認することが必要。言葉だけに引っ張られて支援を進めてしまうと、押しつけになってしまうことが多い。
- 「利用者の言葉をジャッジしない」という姿勢で向き合い、相手を知ろうとすることが、対話を深めるために重要である。
- 言語的コミュニケーションが取りにくい人との関わりでは、「見える化すること」や、「行動を共にすること」が効果的である。

＊１　精神運動興奮：精神的および行動的に興奮・高揚が共存した状態。気分は高まり、意欲は増し、多弁・多動、落ちつかず、抑制が欠け、怒りっぽく、感情不安定、時には攻撃的・挑戦的になることがある。

＊２　セルフケア：患者が生命・健康・安堵・普段の暮らしを維持するために自分自身で開始し、遂行する諸活動の全般のこと。

【参考文献】
武藤教志（編著）：他科に誇れる精神科看護の専門技術 メンタルステータスイグザミネーション Vol.1 第2版 , 精神看護出版 , 2021.

第2部　精神科訪問看護で遭遇する“しくじり場面”での対応

言葉数がとても少なく、会話が続かないケース

自閉スペクトラム症、強迫行動、オープンクエスチョン、クローズドクエスチョン

事例 山田さん、10代男性、自閉スペクトラム症

なにやってんだ――！

　幼少期から学習の遅れを指摘されており、小学校に進学したころからは、軽く飛び跳ねたり、頭を叩くなどのチック（本人の意思とは関係なく不規則で突発的な行動を繰り返す状態）の症状があらわれるようになりました。周囲のアドバイスもあって児童精神科を受診し、「自閉スペクトラム症」と診断されました。

　小学校低学年までは「通常学級（普通学級）」に通っていましたが、高学年からは「特別支援学級」に通うようになりました。そして、「高等養護学校」へと進学したころより、トイレのドアを確認したり、水道の蛇口へのタッチを繰り返すなどの、強迫行動*1が見られるようになりました。

　高等養護学校を卒業したあとは就労継続支援A型*2に通い始めましたが、指導員に怒られたことをきっかけに、体験通所の2週間ほどの間で退所しました。その後も、いくつか就労継続支援を受けましたが、対人関係のトラブルがあり、やめることが続きました。

　山田さんは、就労継続支援が続かないことに対して、「障害者というレッテルを貼られているからだ」と考えるようになり、「一般就労を目指したい」という思いをもつようになっていきました。「そのような思いを叶えてあげたい」との母親の希望で、訪問看護が導入となりました。

■当初の看護計画

アセスメント

　対人関係をうまく築くことができないため、まずは関係を作っていく。そのうえで、就労するために必要な生活リズムを整えるための支援をしていく。

長期目標

　パートで一般就労をする。

短期目標

　睡眠リズムを整えていけるよう、訪問時に散歩に出かける。

ケアプラン

❶睡眠リズムの変化を一緒に確認する。

❷訪問の際に一緒に外に散歩に出かけないか声をかける。

❸関係を作っていけるように、雑談を交えて好きなものや楽しみの共有をしていく。

■その後の経過

　週2回のペースで訪問看護を始めましたが、山田さんと話をしようとしても、横になったり、うつむいたままスマートフォンを見たりと、向き合うことはありませんでした。

　山田さんの睡眠リズムや生活状況を確認するために、「何時に起きた？」「何時に寝た？」などの状況確認の質問をしても、「わかりません」とひと言返答があるだけです。訪問の場面では母親が常に同席しており、山田さんが答えなければ母親が代わりに答えるということが続きました。

　また、雑談を交えて好きなものや楽しみを見つけようとしましたが、「はい」「いいえ」「わかりません」という3パターンの返答で、スタッフが話しかけても、常にスマートフォンを見ている状況が続きました。

支援者（担当者）の所感

　母親の希望から始まった訪問ではありましたが、その根本には山田さんの思いがあると考えていました。そのため、「一般就労をしたい」という山田さんの希望に沿い、就労や外出につなげるという方向でアプローチをしていましたが、何を尋ねても、「はい」「いいえ」「わかりません」の3パターンのみの返答であったため、思いや考えをとらえることができなかっただけでなく、訪問看護を必要と思っているかどうかもよくわかりませんでした。

　また、スタッフが話している間も、常にスマートフォンを見ていることから、「受け入れられていないのではないか」「何のために訪問看護に来ているんだろう？」という思いにもなりました。

ワンポイントアドバイス！

　自閉スペクトラム症の中心症状は、「コミュニケーション（対人関係）の障害」と「興味や行動への強いこだわり」の2つです。

　コミュニケーションの障害とは、表情や視線などをうまく使ったり、情報として受け取ったりすることが困難になることです。うまくコミュニケーションを取ることができず、社会生活や集団生活に深刻な影響が及ぶことがあります。

　強いこだわりでは、同じような行動パターンを繰り返す傾向があります。そのため、身の回りで何か変化が起こったとき、柔軟に対応できずに混乱しやすくなります。また、関心をもつ事柄が偏りやすく、自分が関心をもっていることは繰り返し実行しても、ほかの人や物には関心をもちにくいことが多いです。

　では、山田さんのケースで考えてみましょう。山田さんも新しい環境になってから、通所先でうまくいかないことが続いています。また、訪問時にスタッフともコミュニケーションが取れていない状況が続いてい

ます。このことは、先に挙げた中心症状が影響していると考えられます。

　ここで、少し視点を変えて考えてみましょう。就労継続支援に行き始めてから継続しなくなったということは、学校を卒業するまでは何とか対応しながら継続していたという状況があったということです。そこには、山田さんと周囲の人たちが積み重ねてきた工夫があります。それを活用しながら、今に合わせて変化させていく支援が必要になります。

　その第一歩が、どのような工夫をしていたのか、なぜそのような工夫に至ったのかを「見える化」することです。そのことを「見える化」することで、今までの試行錯誤を今後も活用できるようになります。

　多くの人が「見える化」するときに言語化を促しますが、その言語化は山田さんに限らず、むずかしい場合が多いです。では、どうすればよいのか？ 「今」行っている「行動」に焦点を当てながら、ある程度クローズで、かつ「はい」「いいえ」以外で答えられるような声かけをするとよいでしょう。自分の考えていることや伝えたいことが、相手に伝わるという経験は、山田さんにとっても安心や自信につながっていきます。

■修正後の看護計画

アセスメント

　新しい環境のなかで新たに考えるのではなく、今までの工夫を活用できるような支援が必要だと考えた。そのためには山田さんと対話をしていく必要がある。今まで3パターンしか返答がなかったのは、山田さんの興味や行動への強いこだわりという特性を考慮したものでなかったからと考えたため、今後は山田さんの特性を活かしていく。また、「はい」「いいえ」で答えられるような声かけだけではないように工夫し、山田さんと受け取った内容をすり合わせて対話を積み重ねていくことをケアプランに追加する。

長期目標

　パートで一般就労をする。

短期目標

　生活のなかでの変化や自分の思いを訪問の場で言葉にする。

ケアプラン

❶スタッフが山田さんに向き合おうとしている思いを言葉にして伝える。

❷オープンクエスチョン（自由に答えられる質問）とクローズドクエスチョン（はい・いいえで答える質問）を活用しながら伝えたいことを明確にしていく。

❸部屋にある物やスマートフォンで見ている情報などを話題に挙げ、対話のきっかけを作っていく。

❹山田さんの発した言葉の意味を取り違えないよう、「今のはこういう意味に受け取りましたが合っていますか」と確認する。

■ケアの展開

　まずは、訪問時にスタッフが山田さんのできていないところではなく、山田さん自身に興味・関心を向けていることが伝わるように声かけを続けていきました。

　ある日の訪問で、山田さんがスマートフォンで何かを見ていたので、「何を見ているんですか？　私も見たい」と声をかけると、画像を見せてくれました。その画像は山田さん自身が加工をしたものでした。「どうしてこのような加工をしたんですか？」と加工の意味を尋ねると、「嫌だったから…」と言葉にしました。詳しく聞いていくと、短い言葉ではありましたが、嫌だった思い出を打ち消す加工であること、嫌だったことを思い出したときはその画像を見て、気持ちを落ちつけていることなどを話しました。

　その対話以降、徐々に自分の思いを口にするようになっていきました。そのなかで「ジンクス」という言葉が出てきたので、その言葉の意

味を掘り下げました。すると、自分がつらいと感じた状況や感情を、「ジンクス」という言葉で表現していることを語りました。それと同時に、「今までは言っても伝わらなかったから言えなかった」という思いも言葉にしました。それからは、「ジンクス」が出てきたときの生活や自分の症状を言葉にしていけるようにサポートしています。

☑ まとめ

- 障害特性を理解して、対話の工夫としてオープンクエスチョンとクローズドクエスチョンを織り交ぜて活用し、伝えたいことを共有していくことが言語化につながっていく。
- 対話のきっかけとして、「今」行っている「行動」に焦点を当てると、言葉で表現しやすくなる。
- 今までの試行錯誤や工夫を「見える化」することが、これからの活用につながる。

＊1　強迫行動：不合理に感じても不安にかき立てられ、バカバカしいと思いながらも行う行動。
＊2　就労継続支援A型：雇用契約を結んだうえで一定の支援がある状態で働ける福祉サービス。

2-09 役所などに代理で電話をかけてほしいと言うBPDのケース

KEY WORD 境界性パーソナリティ障害(BPD)、代理行為、見捨てられ不安、構造化

事例 中村さん、40代女性、境界性パーソナリティ障害

中村さんは、専門学校を卒業して一人暮らしをしながら服飾関係の仕事に就きましたが、3年ほどで退職しました。その後は、職を転々としながらも一人暮らしを継続していましたが、20代後半で実家に戻りました。

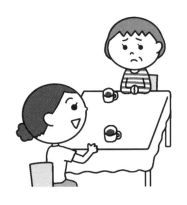

実家に戻ってからはアルバイトもすることなく、親に頼りきりの生活でした。親から小遣いをもらうだけでなく、自身が困っていることを親に解決するように迫ることが続き、両親ともめることが増えました。同時期に不安感や不眠が見られるようになり、家族の勧めで精神科への通院を開始しました。

その後、交際していた男性ともめる機会が増え、自傷行為や「死にたい」という発言が見られ、入院を繰り返すようになっていきました。40代になり、主治医から家族と離れて生活することを勧められ、訪問看護が導入となりました。

初回面接の際に中村さんは、「早く一人暮らしを始めたい」と話していましたが、同時に生活環境の変化に不安を感じているようにも見受けられました。

■当初の看護計画

アセスメント

　両親と離れて生活することによる不安から、自傷行為に至る可能性が高いと考えられる。

長期目標

　親に頼らずに一人暮らしを継続する。

短期目標

　1人で生活することによる困り事や生活の変化を明らかにする。

ケアプラン

❶生活状況の変化を共有するため、セルフケア項目に沿って生活状況を共有する。

❷不安感などの感情を共有する。

❸引っ越し後の手続きや生活に必要な物を一緒に確認する。

■その後の経過

　訪問開始時は、すぐにしなければいけない引っ越しにまつわる行動を優先して支援を組み立てていました。中村さんが先に自分で取り組み、わからないところは訪問の際に一緒に取り組むという形でした。

　ある日の訪問で中村さんは、「痛み止めがなくなった。受診するにはどうすればいいですか」と聞いてきました。スタッフは、中村さんと一緒に調べ、医療券*1発行の手続きが必要ということを共有しました。すると中村さんから、「体調がわるくて電話もできないから、訪問看護から役所に電話してほしい」との発言がありました。

　スタッフは、「何で私に頼むのですか」と尋ねましたが、中村さんは電話を依頼している理由を明確に話すことはなく、「何で電話ができないんですか」と、いつもよりも大きな口調で返してきました。その出来事のあとから、中村さんの表情は硬くなり、以前と比べると会話も減って

いきました。また、「主治医に連絡してほしい」とか、「薬局に電話してほしい」と、事あるごとに代理行為を希望するようになっていきました。

 ## 支援者（担当者）の所感

　訪問開始当初は、引っ越しの手続きなど、やることが明確になっていたことから、一緒に前に進んでいる感覚がありました。代理行為を頻回に希望するようになったときは、「自立支援だから代理行為はしない。それが中村さんのためだから」と思い、ブレないようにとがんばっていましたが、中村さんの口調が変わったり、口数が減るなど、やり取りに緊張感を感じるようになっていきました。関係がうまくいっていないような感覚になり、どうすればいいのかわからなくなっていきました。

 ## ワンポイントアドバイス！

　境界性パーソナリティ障害の特徴は、不安定な感情や気分、行動、人間関係などです。それによって、気分が急激に変化したり、怒りをコントロールできなくなったり、衝動的な行動や自傷行為をしたり、対人関係が両極端になるというような行動につながります。

　また、自己像も不安定であるため、「私は私、あなたはあなた」と思えず、「事実と推測」「自分と相手」が混ざりやすいという特徴もあります。この自己像の不安定さは、私たちの支援の現場でよくあるしくじりにつながっています。

　たとえば、利用者に寄り添おうとするスタッフが、よかれと思って利用者の要求のまま応じることがあります。この支援の仕方は、利用者自身が自分で取り扱える範囲を一気に広げることになります。自分が不安定な状態で、一気に広がると、自分の範囲がより不明確になり、不安定さにつながることがあります。

　では、中村さんの支援について、2つの時期を取り上げて考えてみましょう。1つ目の時期は、訪問開始当初の引っ越しに関する支援をして

いた時期です。この時期は、引っ越しという明確な目的がありました。また、その目的を達成するための行動や自分とスタッフとの役割分担も明確でした。境界性パーソナリティ障害の支援で必要とされている構造化が、状況によって緩やかになされていたといえるでしょう。

　2つ目の時期は、「代わりに電話をしてほしい」という表出後の代理行為を希望する中村さんと、「代理行為はしません」と説明するスタッフのやり取りが続く時期です。

　はじめの依頼の言葉は、それまでの支援の枠組みのなかで自然に出たものだと考えられますが、いつもと結果が違っていました。それまではするべきことを達成するためにサポートしてくれていたスタッフが、サポートしてくれなかったのです。この変化を中村さんはどのように感じたでしょうか？　「必要なことを一緒にやっていく人だと思っていたのに…、今まではやってくれたのに何で？」と感じたはずです。構造化されたなかでの関係が継続できなくなったため、自分と相手の範囲が不明瞭になり、混乱したのかもしれません。また、この出来事をきっかけに、感情や気分の不安定さが出てきやすくなったり、見捨てられ不安[*2]につながったりしたとも考えられます。

■修正後の看護計画

アセスメント

　スタッフが、「自立支援だから代理行為はしない」という支援の形にとらわれてしまっていたことで、代理行為を希望する→しない説明をするだけに終始する悪循環に陥っていると考えた。この悪循環は境界性パーソナリティ障害の特徴が強く影響していると考えられるため、まずは現状と中村さんの思いとスタッフの思いを見える化しながら、どこに特徴が影響しているのかを一緒に整理をしていく。そのうえで、支援を構造化し、中村さんと共有することで共に取り組んでいく形を整えていく。

長期目標

病気とつき合いながら、一人暮らしを継続する。

短期目標

- 訪問看護で日ごろの不安を伝えられるようになる。
- 自分自身の行動やコミュニケーションのパターンを知る。

ケアプラン

❶生活のなかでの困り事を一緒に確認し、共有する。

❷どのような場面で不安や苦手意識を抱きやすいか共有する。

❸相手に伝えたい内容を訪問時に一緒に考え、紙にまとめる。

❹訪問で一緒に電話をかけてみる。

❺❹を実践してみた結果を振り返る。

■ケアの展開

　うまくいっていた時期と現状を比較するために、中村さんと訪問導入から今までの振り返りを行いました。「中村さんの思いを聞きたいんです」と伝えたところ、「○○してもらいたい、何でしてくれないの？」といった発言から始まりました。今までの私であれば、中村さんの言葉に説明で返していましたが、今回は「ほかにしてもらいたいことはないですか？」と、中村さんのなかにあるものを取り出していくような返答をしました。そして、出てきた「○○してもらいたい」を紙に書いて互いに見えるようにしました。

　その後、「○○してもらいたい」を「○○したいけど、むずかしい」に変換し、一緒に「何がむずかしいのか」を探しました。すると、「対面以外でのやり取り」という共通点が見つかり、それに対して中村さんは、「あまり関わったことがない人に電話することが苦手。今まで思う通りになったことがないから」と話しました。ようやく、一番はじめに代理行為を希望した理由が見えたのです。そして、行動のパターンを明らかにするために、「自分がむずかしいと感じたことは、自分で何とかするよりも、他者に依頼する傾向はありますか？」と尋ねました。「確かに…」

との返答があったので、「誰かに依頼したときに、受け入れてもらえないと嫌な気持ちになって、不安定になるのでは？」と重ねて尋ねると、「そうなんです。嫌になって、イライラしてくるんです」と答えました。

今後の訪問についても、構造化するために、目的と使い方を話し合いました。目的は長期目標の「病気とつき合いながら、一人暮らしを継続するため」とし、そのために一緒に行うプランとして、対人関係での出来事やそのとき思ったこと、感じたことを対話しながら共有していくこと、そしてそのような思いをもちながら、中村さんが自分で行動するためにはどうすればいいのかを一緒に考えていくこと、としたことを説明しました。中村さんは、「わかりました。一人暮らしを継続するためにやってみます」と受け入れました。その後、構造化した訪問のなかで、共に試行錯誤を繰り返しています。

✔ まとめ

● よかれと思って利用者の要求のまま応じることは、パーソナリティ障害の特徴である「自己像の不安定さ」に影響を与え、利用者の不安定さにつながることがある。
● 支援を構造化し、利用者と共有することが、共に取り組んでいく形を作っていく。

＊1　医療券：生活保護法による医療扶助を受けるために医療券は必要になる。初診や長期間受診しなかった場合に、原則として事前に福祉事務所に申請する必要がある。
＊2　見捨てられ不安：相手と親しくなると親しくなり過ぎることへの不安やおそれが起こり、相手との距離を取ろうとするが、相手と距離を取ろうとすると「今度は見捨てられるのではないか」という不安を抱き、相手に心理的にしがみつくようになる。

【参考文献】
1）　小瀬古伸幸：無自覚な「代理行為」はなぜいけないのか , 精神看護 , 22（1）, p68-74, 2019.
2）　武藤教志（編著）:他科に誇れる精神科看護の専門技術 メンタルステータスイグザミネーション Vol.1 第2版 , 精神看護出版 , 2021.
3）　市橋秀夫（監修）:パーソナリティ障害 正しい知識と治し方 , 講談社 , 2017.
4）　岡田尊司:ササッとわかる「境界性パーソナリティ障害」, 講談社 , 2012.

躁とうつのサインを、本人と共有することがむずかしいケース

KEY WORD 双極症、ライフチャート、調子のスケーリング、いい感じの自分

事例 小林さん、50代男性、双極症

小林さんは高校卒業後に就職しましたが、日々残業が絶えず、帰宅が0時を超えることもありました。疲労が蓄積していくなか、些細なミスで上司に叱責される日々が続き、自責の念から自殺未遂を図ることがありました。

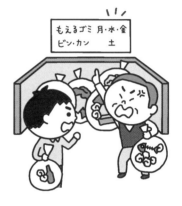

22歳時に「うつ病」の診断を受けたあとも、通院しながら仕事をしていました。30代半ばに「寝なくても仕事がはかどる」と、1日3時間ほどの睡眠で仕事をこなすようになりました。その後、抑うつ気分があらわれ、再び自責の念が生じ、自殺未遂をしました。同じようなことを繰り返し、38歳で「双極症」と診断されました。以後、気分安定薬の処方が開始となりました。

小林さんは治療意欲が高く、長年通院治療だけで安定していました。自身で疾患の勉強をし、ライフチャート*も取り入れていました。50歳のころに、ゴミの分別を守らない住民と口論となり、警察沙汰になりました。診察で「警察を呼ばれた」「今度会ったら、やってやろうと思ってる」と主治医に話したところ、主治医から入院を勧められ、2か月間の入院となりました。退院時、主治医から「客観的に調子をみてもらうために訪問看護を受けてみないか」との勧めがあり、訪問看護が導入とな

りました。

■当初の看護計画

アセスメント

　治療に対する意欲は高く、ライフチャートを活用することで躁とうつの症状は把握している。しかし、対処行動は取れないため、今後も躁状態でのトラブルに至る可能性がある。

長期目標

　再入院しない。

短期目標

　周囲とトラブルを起こさない。

ケアプラン

❶浪費や対人トラブルの有無がないかを確認する。

❷活動と休息のバランスや生活状況の変化を共有する。

❸ライフチャートに書かれた情報をもとに、どのような対処が有効かを一緒に考える。

■その後の経過

　まずは、小林さんが取り入れているライフチャートを訪問のたびに一緒に確認していました。入院に至るまでの状態にはなりませんでしたが、軽躁とうつを繰り返すことは続いていました。一旦、うつに転じるとほとんど食事はとれず、生活にも大きな影響があらわれ、「生きるのがつらい」と口にするほど、うつの苦しさを感じていました。

　何とかライフチャートを活用しようと、小林さんと話し合いました。調子が安定しているときには、「浪費と対人トラブルがある際には軽躁の波があらわれる」と答えるものの、浪費があったときに、「今の状態は軽躁ではないか」と共有しようとしても、「これぐらいは浪費じゃない。

対人トラブルもないから大丈夫」と話し、行動は変わりませんでした。軽躁からうつになるパターンを繰り返していました。

 ## 支援者（担当者）の所感

意欲が高く、自ら導入しているライフチャートがあるにもかかわらず、それを活用できずに症状が悪化し、希死念慮があらわれ、つらそうにしている本人の姿を見るたびに無力感を抱いていました。また、ケアの方向性が見えず、行きづまりも感じていました。

 ## ワンポイントアドバイス！

小林さんを振り返るうえでのポイントは2つあります。

1つ目は「目標」です。目標は、状態像に合わせてスタッフ側ではなく、利用者を主語にして書くものです。この視点で目標を見直してみましょう。

長期目標の「再入院しない」は、小林さんの思いに一致しているようです。では、短期目標はどうでしょうか？　この目標は、訪問開始時にスタッフが入院に至る経過と長期目標から躁状態に対する支援を考えて、利用者が主語になるように提示したものでしょう。小林さんも、実際に対人トラブルで入院に至っているのですから、受け入れたと考えられます。この流れで気になるところはありません。問題はこのあとです。

実際に訪問を活用するなかで状態が変わっており、小林さんも「生きるのがつらい」と、うつ状態に対してどうにかしたい思いが強まっているのにもかかわらず、目標の見直しがされていません。状態に合った目標になっていないということです。双極症では、躁とうつの間隔が短い人もいるので、短期目標に躁状態とうつ状態の2つを書いておくことも1つの工夫として考えられるでしょう。

2つ目は「ライフチャート」です。双極症ではライフチャートで再発の予兆を早めに察知し、予防策を講じるために活用します。ライフチャートを記載していくときには、自分が経験したエピソードだけでなく、エピソードが発生する誘因や、どんな結果になったか、どんな治療が効果的だったかも書き入れていくことが大切です。

小林さんの場合、「浪費」と「対人トラブル」のエピソードと調子の波は記載されていましたが、誘因となる因子（例：薬剤の変更や、イレギュラーな○○という出来事が起こったなど）の記入がありませんでした。そのため、再発の予兆を早めに察知することにつながっていなかったと考えられます。

予兆を早めに察知するためには、①誘因となる因子を見つけて共有していくこと、②今、見えている躁状態やうつ状態のエピソードに至る一歩手前の状態を知ることが重要です。そして、利用者自身がこれらに気づき、予防策を講じることができるようにしていくことが、支援のポイントとなります。

■修正後の看護計画

アセスメント

初期の計画が躁状態に対応したものであったことから、スタッフは「躁状態にならないように（＝再入院しないように）」という視点から抜け出せず、「双極症とつき合う」という視点に戻ることができていなかったと考えた。また、小林さんの経験がつまっているライフチャートを、より小林さん自身が活用していきやすくするための支援が必要だと考えた。

長期目標

躁とうつの波があったとしても、安定した日々を送る。

短期目標

躁とうつの前兆をとらえ、「いい感じの自分」に戻る。

ケアプラン

❶調子を－5から＋5のスケールであらわし、その点数のときの生活を明らかにする。

❷前兆があらわれたときの生活面を共有する。

❸「いい感じの自分」は、どのような自分なのかを一緒に考える。

■ケアの展開

　初期の計画では、躁状態だけに焦点が当たっていたため、現状を計画に反映するために話し合いました。すると小林さんは、「今はうつになるほうがつらい、うつにならないようにしたい」と答えました。そこで、ライフチャートを再発の予兆を早めに察知し、予防策を講じるために活用するという視点を共有しました。

　調子を共有しやすいように、「うつが－1〜－5」「普通が0」「躁が＋1〜＋5」と設定し、スケーリングしました。日々のエピソードを確認しながら、その数値を示されたとき、どのような行動があったのかを振り返りました。

　スケーリングした数値ごとに、それぞれ「食事」「活動」「睡眠」「清潔」「対人面」に分け、どの値のときに、どのような生活面の変化が生じるのかを記し、見える化を図りました。

　すると、軽躁からうつに移行する際に、「いつもより入眠時間が2時間ほど遅くなる」「出かける頻度が少なくなり、歩数計の測定値が減少する」ことが明らかになりました。それらをモニタリングに取り入れることで、特に睡眠が気分の波に影響をもたらすことがわかりました。

　そこで、うつに転じることへの予防として、睡眠リズムをいかに保つかということを共有しました。具体的には、「＋3になると、うつに転じる。だから＋2のときには7時間睡眠を確保する」ということでした。

　また、小林さん自身が「いい感じの自分」として感じられるのは、「散歩40分（5,000歩）」「思いつきでの外出がない」ということで、スケーリングは「＋1」でした。その状態が維持できているときは、スケーリ

ングが＋2以上になったり、マイナスに転じたりすることはなかったです。そのことから、この生活から外れたときは、前兆かもしれないということを共有し、現在もモニタリングを続けています。

- 本人の主観的感覚だけではなく、客観的なスケールを用いたことにより、浪費や対人トラブル以外の生活面にも前兆があらわれるということが明らかになった。
- モニタリング項目ごとの具体的な変化が見える化されたことで、軽躁からうつに移行するときの最も影響する前兆が明らかになった（小林さんの場合は睡眠）。
- 予兆を早めに察知するためには、①誘因となる因子を見つけて共有していくこと、②躁状態やうつ状態の一歩手前の状態を知ることが重要。

＊　ライフチャート：これまでの経過（躁・うつの波）ときっかけと思われる事柄を図に示したもの。

スタッフへの強い猜疑心があり、激しい議論になるケース

KEY WORD　猜疑性パーソナリティ障害、不安、不信、猜疑心、拒絶、障害特性や優先度に沿った看護計画の立案

事例　林さん、60代男性、うつ病、猜疑性パーソナリティ障害

林さんは、35歳のときに父が死去、40歳のときに母が死去、52歳のときに姉が死去しました。姉が死去した翌年より、時折不安感や孤独感を抱き、飲酒欲求が高まることがありました。

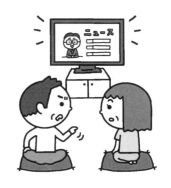

同年、精神科クリニックを受診し、「うつ病」の診断を受けました。その数年後に当時の主治医との関係がうまくいかなくなり、転院しました。そこで、「うつ病」のほかに「猜疑性パーソナリティ障害」とも診断されました。また、同時期より不安感や孤独感が強まり、飲酒量も増えていたため、訪問看護が導入となりました。

導入当初は「訪問が楽しみ」と言い、自ら趣味の話などをしてきていましたが、スタッフが精神症状や生活について聞くと、さえぎるように話を変えていました。また、スタッフが話を聞きながら社用タブレット端末で看護記録を書いている*と、「わしの話を聞いてない」と、不機嫌になる様子もありました。

ある日、ニュースを一緒に観ていて「今の政権をどう思う？」と聞かれ、「嫌いじゃないですね」と返したところ、「あんたは右寄りだ。わしの思想とは合わん。あんたのせいで病気がわるくなる」と言い、友好的な態度から、攻撃的な態度に一変することがありました。

■当初の看護計画

アセスメント

　気分の波があり、落ち込みが見られた際に飲酒欲求が高まり、適切な対処行動が取れない状況である。気分の波を生活の変化のなかでとらえ、調子をコントロールする必要がある。

長期目標

　気分が落ち込んだときに、そのことに自身で気づいて適切な対処ができる。

短期目標

　気分の波と生活の変化の関連について気づくことができる。

ケアプラン

❶孤独や不安を感じたときに訪問看護スタッフに打ち明けられるように関わる。

❷飲酒以外のストレス対処法について一緒に検討する。

❸気分の状態の確認とそのときの生活状況を聴取し、共有する。

■その後の経過

　1か月ほど経過したころに再度林さんに調子や生活状況について尋ねてみましたが、「調子なんて自分でわかったら病気になってない」と突っぱねられ、必要な情報が得られない状況が続きました。

　そこでまず、林さんの話したい内容を聞き続けることで信頼関係の進展を図ることにしました。訪問のたびにいろいろな話題を提供してくれ、いきいきと話す姿から関係性は良好に思えました。しかしある日、ある雑学で「○○は知っているか？」と質問され、「知らないです」と答えたところ、「あんたに話しても仕方ないわ。もうわしからは話さん」と言われました。さすがに私も「そこまでのことを自分はしていない」と憤り、口論になった結果、訪問自体を拒否されてしまいました。

支援者（担当者）の所感

　林さんの世間話を一方的に聞くことで本人も満足している様子があったため、関係は良好であると感じていました。一方で、症状や生活に関するやり取りがほとんどできないことから、「看護として成立しているのか」という不安ももっていました。

　また、林さんの世間話に対して、私の知らないことやうまく返答できないことだけで、「もう話さん」と態度を一変することがあり、次第に心が消耗していきました。うつ病の支援計画に基づいて関わっていましたが、気分の波もあまり見られず、看護計画が林さんの現状に沿ったものになっているのか行きづまりを感じていました。

 ## ワンポイントアドバイス！

　まず、看護計画の立て方が林さんの障害特性をとらえ、優先度の高いところからアプローチできていたのかを見てみましょう。当初の看護計画は「気分の波」に焦点が当たっており、これは「うつ病」という診断名に基づいて立案されたものと思われます。

　林さんとスタッフの関わりを振り返ると、林さんはスタッフとの関係構築のために話題を準備するなど、林さんなりの試行錯誤が垣間見えます。しかし林さんが期待していた反応をスタッフから得られなかったことで猜疑心がつのっていました。相手への期待と猜疑心の狭間を極端に揺れ動く林さんは、他者との関係性のなかで苦しんでいるといえるでしょう。スタッフとのやり取り内で起こっているのは、「関係性のなかで本人も苦しみ、周囲も苦しめる」というものではないでしょうか。

　このような些細なことから訪問の拒否までに至ってしまう突飛な反応は、「うつ病」という診断では説明がつかず、「猜疑性パーソナリティ障害」が影響を及ぼしていると考えられます。猜疑性パーソナリティ障害は、自らも苦しむと同時に、周囲を巻き込みやすい性格をもち、思い通りにならない他者を、別の意志と感情をもった存在として認められない

という特徴があります（参考文献）。

　一般的には、下記の症状が挙げられます（「DSM-5-TR　精神疾患の診断・統計マニュアル」より一部抜粋）。

---

❶ 十分な根拠もないのに、他人が自分を利用する、危害を加える、またはだますという疑いをもつ。

❷ 悪意のない言葉や出来事のなかに、自分をけなす、または脅す意味が隠されていると読む。

❸ 恨みを抱き続ける（つまり、侮辱されたこと、傷つけられたこと、または軽蔑されたことを許さない）。

❹ 自分の性格または評判に対して他人にはわからないような攻撃を感じ取り、すぐに怒って反応する、または逆襲する。

※【引用】日本精神神経学会（日本語版用語監修），髙橋三郎・大野裕（監訳），染矢俊幸ほか（訳）：DSM-5-TR　精神疾患の診断・統計マニュアル , 医学書院 , p718, 2023.

　パーソナリティは人それぞれに固有で変化しがたいものという一般的想定があるので、回復が困難と思われがちですが、実際には猜疑性パーソナリティ障害が人格的問題ではなく、回復が期待できないものでもないことが確認されています（引用文献）。林さんの看護計画は、スタッフとの関係悪化をきたす前に計画内容を修正し、うつ病ではなく猜疑性パーソナリティ障害を軸とした内容への方向転換を図る必要があります。

■修正後の看護計画

アセスメント

　うつ病だけに焦点を当ててケアをしていたことで、林さんとスタッフとの間で生じているズレや摩擦に意識を向けられず、それらが林さんの苦しみにつながっているという視点がなかった。

　林さんとの間で起こっている対人関係の摩擦は、林さんが抱える「猜疑性パーソナリティ障害」の障害特性から来るものだととらえ直し、本来の林さんとは切り離して考える必要がある。意見の正面

衝突を避けることや、どう対応されても争うつもりはないことを伝え、無用な議論をしないことが重要である。そのうえで、林さんの障害特性が、林さん自身の生きづらさにどのような影響を与えているのかを一緒に検討することが必要である。

長期目標

　自分の調子のバロメーターを知り、行動をコントロールできるようになる。

短期目標

　本来のおだやかな自分がどのような状態かがわかり、他者の言動で納得のいかないことが生じたら、なぜそう感じたのかを伝える。

ケアプラン

❶ まずは、どのような言動に対しても「そのように感じているんですね」と全肯定の姿勢を示し、議論を戦わせない。

❷ 関わりのなかで、スタッフが本来の本人らしさを感じ取った場面では、その場で本人に伝えて、共有する。

❸ 認識のズレが生じた際には、本人が事実をどのように認識したのかを確認し、同時にこちらが認識したことも伝える。その際に、どちらの認識が合っているのかなど、真偽を確かめるようなやり取りはせず、どうズレを埋めていけるかというやり取りを行う。

■ケアの展開

　訪問拒否により玄関先での短時間の関わりが続き、「あんたと話すことは何もない」と言われ続けました。理由を尋ねると、「こっちばかり話題を提供して、あんたは話を聞くだけでまったく会話になってない」とのことでした。私としては、林さんの会話のペースを乱さないように配慮していたつもりでしたが、そのことを弁明するのではなく、「そのように感じておられたんですね。林さんは私とちゃんと会話がしたいと思ってくださっていたんですね」と林さんのとらえ方を否定せず、肯定的に

返すことを優先し、継続していきました。ある日の訪問で、最近は陶芸にハマっていることを知らされ、次の訪問で事前に調べた陶芸の知識を林さんに伝えたところ、「そこまで勉強したなら」と、陶芸の写真集を見せてくれました。しばらく陶芸の雑談をしたあと、「今日は楽しいお話ができて嬉しかったです。本来の林さんって今日のような方なんですね」と、こちらが感じた林さんらしい側面を積極的に言葉で伝えました。

その後の訪問で、「弱者を軽視する今の政権を支持していると言ったあんたは、障害者を見下してると思って腹立ったんや」と、当時の心境を打ち明けました。私は、「政権と、障害者の方や林さんのことをつなげて考えませんが、林さんはそのように感じられたんですね」と伝え、認識のズレがあった事実を共有しました。その後は少しずつ会話の時間も長くなり、現在では、笑顔も見られるようになりました。

☑ まとめ

- 当初はうつ病の症状ばかりに目が向き、林さんと自分の間で起こっている対人関係の困難さに着目できていなかった。
- しくじりが気づきに変わったポイントは、林さんの生きづらさの根底には、「猜疑性パーソナリティ障害」の特徴が影響しているととらえ、計画を根本的に軌道修正したところである。
- 相手と争うつもりがないことを一貫して示すことを基本に、障害特性によって生じるお互いの認識のズレは対話のなかでうめていき、その人らしい側面を共有していくことが重要である。

---

*　訪問看護ステーションみのりでは、訪問終了時に訪問で対話したことの齟齬がないよう目の前で記録を書きながら対話している。

【引用文献】
野村総一郎・樋口輝彦（監修），尾崎紀夫ほか（編）：標準精神医学 第6版, 医学書院, p262, 2015.

【参考文献】
岡田尊司：パーソナリティ障害―いかに接し、どう克服するか―, PHP新書, p19-20, 2004.

大きな声で暴言を吐き、スタッフが恐怖を感じるケース

双極症、暴言、恐怖、感情

事例 中山さん、40代男性、双極症

中山さんは大学を卒業後、22歳でIT関係の会社に就職しました。真面目で几帳面でありながら、ユーモアもあって親しみやすい中山さんは、職場にすぐになじみ、周りからも信頼されていました。

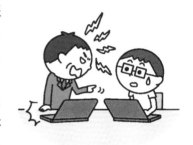

仕事は順調でしたが、5年ほど経ったころに夜眠れなくなり、意欲や集中力が低下して仕事上でのミスが増えていきました。そのころから、やたらと周囲に声をかけたり異様に機嫌がよくなったり、逆に強い口調で同僚を罵倒する場面が見られるようになりました。

「様子がおかしい」と、家族からの勧めで精神科を受診し、「双極症」の診断を受けました。以降は通院と内服治療を続けながら、しばらくの療養期間を経て復職しました。しかし、復職がうまくいかなかったことから、訪問看護の依頼があり、導入されました。

訪問開始時、中山さんは「先生からも勧められたように、まずは自分に合う作業所を見つけ、ゆくゆくは仕事をしていきたい」との希望を話しました。自分自身の調子の変化については、「睡眠が心身の安定に大事で、睡眠が取れないとイライラしてくる。DVDで好きな映画を見るとイライラはなくなる。でも最近は集中力が落ちていて、最後まで集中して見られない」と話していました。

■当初の看護計画

アセスメント

　症状の安定に向けて、睡眠の確保と好きな活動を通じて集中力を伸ばしていけるように支援していく。

長期目標

　作業所を見つけて、週3回通所をする。

短期目標

- 1日8時間睡眠が取れる。
- 1日1時間は好きなことに集中して取り組める。

ケアプラン

❶よく眠れる日と眠れない日の違いを一緒に確認する。

❷よく眠れる工夫を話し合い、試してみる。

❸好きな活動をどのように生活のなかに取り入れていくのかを一緒に考える。

■その後の経過

　訪問開始後、早々に作業所を見つけて通所を開始しました。通所開始から半年ほど経ったころ、作業所のスタッフから訪問事業所に連絡がありました。中山さんが作業所のメンバーに大声を上げることがあり、周りのメンバーもこわがっているため、しばらく通所を休止してもらうとのことでした。

　同時期に、訪問の場面でも変化が見られるようになっていました。普段の中山さんは、スタッフからの返答が思ったような言葉でなかったとしても、おだやかに自分の気持ちを伝えていましたが、このころには「お前ちゃんと反応しろよ、バカにしているのか？」と怒るようになっていました。また、それまでは訪問の到着時間が多少前後しても、こちらの事情を考えて受け入れていましたが、訪問の到着時間に1分でも遅れ

ると、「遅刻だぞ。まず謝れよ！　礼儀だろ！」と、大声で怒鳴るように
もなりました。

 ## 支援者（担当者）の所感

　症状の安定に向けて、やりたいことを応援していこうという思いで訪
問をしていました。しかし、スタッフを攻撃するような発言や行動に触
れるたびに、「どうしてこんな言い方をするのか」「どうしてこんな言い
方をされないといけないんだろう」と嫌な気持ちが積み重なっていきま
した。

　また、大声で怒鳴られると、当然ながら恐怖を感じます。身を守りた
いという思いから、刺激しないようにとひたすら暴言がおさまるのを待
ったり、相手の言う通りに動いたりするなどの手立てしか思い浮かばず、
とにかくその場をやり過ごすことに精一杯になっていきました。そして
いつしか、怒鳴られないための訪問になっていたと思います。

　このままでは、中山さんへの本来の支援は実施できず、スタッフ自身
も疲弊していくだけだとわかっていながら、一体何をどうすればいいの
かわからなくなってしまいました。

ワンポイントアドバイス！

　本人に寄り添って訪問をしていたはずなのに、なぜ怒鳴られないため
の訪問になってしまったのでしょうか。それは、「症状がどのように影
響しているのか」「中山さん自身が症状とどのようにつき合っていくの
か」という視点が抜け落ちていたからだと考えます。

　双極症は、気分・感情の波があらわれる病気です。その波に振り回さ
れてしまうと生活に支障をきたします。大声や暴言を吐く姿は、普段の
中山さんとはかけ離れていることから、中山さんが感情の波に振り回さ
れている状態だと考えることができます。つまり、中山さんが望んで大

声や暴言を発しているのではなく、「大声や暴言でしか表現できない状態」だと考えられます。

このようなときには、「中山さんがわるいのではなく、症状がそれを引き起こしているのだ」と外在化をすれば、問題を共有しやすくなります。支援者自身にとっても、外在化することで「○○さんは苦手」ではなく、「病気に対して何ができるか」という思考に移りやすくなるというメリットがあります。

とはいえ、大声や暴言は一般的にハラスメントとしてとらえられてもおかしくない事象です。「病気だからしかたがない」ということにはなりません。実際に大声や暴言があったときには、速やかな介入が必要です。そのときに「やめてください」「冷静になってください」などの指図や、決めつけたような表現を使うのは避けましょう。相手の感情をさらに刺激する可能性があります。

否定的なメッセージとして受け取られにくい、私を主語にした「I メッセージ」を用いることが望ましいでしょう。たとえば、「(私は) 大きな声を出されるとこわいです」「もう少し声のボリュームを下げていただけると (私が) 助かります」などです。

■修正後の看護計画

アセスメント

中山さんの大声や暴言は、通所先や訪問でも人間関係に支障をきたしている状態である。一旦は薬物調整で気分・感情の波がコントロールされたとしても、同様のことが繰り返されると考えられるため、感情の波とつき合いながら、行動をコントロールしていくための支援が必要である。まずは、どのような状態であれば行動をコントロールできるのかを明らかにしていく。そして、気分や感情の波があらわれたときに大声や暴言に至らないようにするための具体的な方法を考え、実施していくことができるようにしていく。

長期目標

感情の波とつき合いながら、パートタイムで週2～3回の仕事に就く。

短期目標

大声や暴言に至る前の感情を明らかにすることができる。大声や暴言以外の行動で対応できる。

ケアプラン

❶感情的になりやすい出来事を明らかにする。

❷どのような感情がどの順番で出てくるのかを明らかにする。

❸暴言にエスカレートする前にできる具体的対処について一緒に検討する。

　　→［検討の結果］訪問時にエスカレートしそうになったとき、自ら短時間訪問を希望できる。

■ケアの展開

　まず、スタッフから、今までの関わりのなかで、本来の中山さんはおだやかな人だと感じていることを伝えたところ、中山さんは「普段はな」と答えました。そのうえで、一般的に双極症は、気分・感情の波に振り回されて生活に支障をきたす病気であること、何かのきっかけや負荷がかかると、怒りの感情から大声や暴言があらわれやすくなることを説明し、現在の中山さんは病気の影響を受けている可能性が高いと考えていることも伝えました。それに対して、「それもあるかもな」と否定をすることはありませんでした。

　次に、大声を出した場面を振り返りました。中山さんは「相手が期待した反応じゃなかったり、時間や約束を破られるとダメ」と話しました。

　その発言に対し、スタッフから「私も同じような状況でネガティブな感情になることがあるのでよくわかります」と伝えたうえで、ネガティブな感情を抱くことは誰にでも起こり得ることではあるが、それが症状として起こっているのかどうかの判断を行うことも必要であることを説

明しました。

　また、大声の前にはどのような感情がわいているのかについても話し合いました。大声の前にはイライラがあらわれるということが明らかになったため、訪問では怒りの前のイライラに焦点を当てていくことになりました。

　その後の訪問で、中山さんがイライラすることがありました。中山さんはケアプランで一緒に共有した通り、自ら「今日はイライラしている。帰ってくれ」と話し、その日は短時間訪問になりました。

　次の訪問で振り返ると、「今まで大声で暴言を吐いて、たくさんの人が去っていった。そのたびに相手を悪者にして『人の気持ちがわからない奴』って思うようにしていた。そうしないと、やっていられなかった。でも今回、はじめてイライラしても直接暴言を吐かずに済んだ。俺、もしかしたら大丈夫かもしれないって思えた。訪問を使ってよかった」と、発病してから抱えていたつらさと訪問に対する思いを話しました。

　今回の経験は、中山さんにとって感情の波とつき合っていくうえでの1つのステップになりました。次のステップとして、イライラが大きくなる前のサインと対処を一緒に見つけ、感情の波をコントロールしながら地域で生活できるように取り組んでいこうと話し合っています。

☑ まとめ

- 「利用者がわるいのではなく、症状がそれを引き起こしているのだ」と外在化をすれば、問題を共有しやすくなる。
- 大声の「前の段階」であるイライラに焦点を当てたことで、感情がエスカレートすることなく、行動をコントロールすることにつながった。
- 大声を症状としてとらえ直し、大声への対処行動を一緒に考えて実行したことが、症状に振り回されるのではなく、つき合っていくことができるかもという希望につながった。

衝動行為を振り返るが、不機嫌になり対話が進まないケース

KEY WORD　ASD、ADHD、軽度知的障害、障害特性、衝動性、振り返り、ポジティブフィードバック、トークン

事例 福田さん、20代男性、ASD、ADHD、軽度知的障害

中学校のころから、同級生に対して暴力をふるったり、学校を飛び出して繁華街で保護されることがありました。高校に入学後も些細なことで感情が高ぶり、暴言や遁走（とんそう）を繰り返し、周囲とのトラブルが絶えませんでした。そうした状況のためクラスになじむことができず、いつも孤立していました。

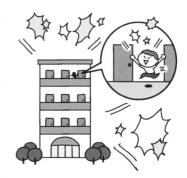

そして、1年生の夏休み前に自分の感情を抑えきれず、同級生数人と先生に暴力をふるってケガをさせてしまい、警察も介入して緊急措置入院になりました。退院後、外来にて薬物療法が行われましたが、衝動性や易怒性（いどせい）に対して顕著な効果は得られませんでした。その後も校内での暴力行為や遁走は続き、退学することになりました。

退学後は自宅で過ごしていましたが、母に対して日常的に暴言や暴力がありました。また、ケンカになると時間を問わずに家を飛び出し、大声で母を罵（ののし）りながらマンション中の廊下を走り回ることもありました。母もどう対応していいのかわからず、診察時に主治医に相談しました。その際、訪問看護の勧めがあり、導入となりました。

訪問看護の開始直後、母は「息子の問題行動が収まったことは一度もないです。約束してもその場だけ。訪問看護を入れても何も変わらない

と思います」と話しました。一方で福田さんは、「自分のせいで母が疲れている。衝動的な行動をやめて母と仲よくなりたい」と話しました。

■当初の看護計画

アセスメント

怒りや衝動性をコントロールできないことが、問題行動につながっていると考えられる。まずは、衝動的な行動について一緒に振り返りながら、減らしていくようにする。

長期目標

母と仲よくなりたい。

短期目標

衝動的に飛び出したり、暴れたりしない。

ケアプラン

❶衝動的に飛び出したり、暴れたりした出来事を振り返る。

❷衝動的な行動の引き金を一緒に探る。

❸同じ引き金が起こったときにどう対処すればよいか、対処法を一緒に考える。

■その後の経過

訪問開始後、目標について話し合っているとき、福田さんは目標を絵で描き始めました。「しあわせの絵」と名づけられたその絵には、自分のほかに家族やスタッフが笑っている顔が書かれていました。スタッフに笑顔を向けることも多く、やる気もあるように見えました。

しかし、日常生活ではこれまでと同じように母とケンカして自宅を飛び出し、交番に駆け込んだり、ショートステイ先のスタッフに対して「自分より他の利用者を優先した」と、イスを投げつけたりといったことがありました。

これらの衝動的なエピソードについて毎回、振り返ろうとしましたが、その話に触れると、途端に機嫌がわるくなり、「もう振り返りなんてやらない！」と怒鳴りました。母からも、「訪問のあと、息子の機嫌がわるくなると言うことを聞かなくなるので、あまり刺激しないでほしい」と言われ、振り返りは控えるようになりました。

 ## 支援者（担当者）の所感

　問題行動の場面を一緒に振り返れば、衝動性への対処行動を見つけることができると考えていました。しかし、福田さんからの拒否や、母からの「刺激をしないでほしい」という希望から、振り返りができなくなったため、「これを乗り越えないと何も変わらないのに」と、モヤモヤしました。

　もちろん、訪問のあとに機嫌がわるくなる本人への対応を考えると、「あまり刺激しないでほしい」と思う母の気持ちは理解できます。しかし、福田さん自身、母と仲よくできない原因が自分の衝動行為にあると理解しているので、スタッフとしては、「振り返りをするのは当然」という気持ちがありました。

　「振り返り」に代わる方法も考えましたが、機嫌のよいときであっても本人の集中力は続かず、10分以上の対話は困難でした。加えて軽度知的障害もあるため、どこまで理解できているのかわかりません。結局、打つ手がないまま、福田さんの機嫌に合わせて聞こえのよい話だけをしていました。

 ## ワンポイントアドバイス！

　どうして福田さんは振り返りを行うたびに機嫌がわるくなり、「もう振り返りなんてやらない」と言ったのでしょうか。福田さんの障害特性から考えてみましょう。

　発達障害では認知機能の偏りが生じやすく、物事を多角的にとらえる

ことや統合することがむずかしくなります。そのため、見通しが立たない状況では不安を抱きやすいという特性があります。

　これらの障害特性から考えてみると、福田さんは「振り返り」という言葉だけをとらえ、「振り返り」作業の全体像をイメージすることがむずかしかったのかもしれません。そして、作業の全体的なイメージがつかめないために、見通しが立たない状況で不安が強くなり、機嫌がわるくなったのではないかと考えられます。

　また、実際に「振り返り」という作業に入ったところで、ネガティブなイメージをもったのかもしれません。母親は、「問題行動が収まったことは一度もない。約束してもその場だけ」と話していました。この言葉から、福田さんはこれまで問題行動を起こすたびに「あなたがわるい」と反省を促され、「もうしない」と約束させられていた、と考えられます。そのため、「振り返り」＝また怒られるとつながったのかもしれません。

　いずれにしろ、このまま「振り返り」の作業を続けるよりは、福田さんが「今、実際に行っていること」を肯定的にフィードバックするほうが、福田さんにとって作業イメージをもちやすく、ネガティブなイメージを抱かせないで済みそうです。このように障害特性や本人のとらえ方を考慮することで、本人が取り組みやすくなるでしょう。

　フィードバックについては、福田さんの障害特性に配慮しながら、福田さんが安心して取り組める方法を一緒に考えるのがよいでしょう。また、スタッフはそうした福田さんの特性を理解して、根気よくケアを継続することも大切です。

■修正後の看護計画

アセスメント

　福田さんの障害特性に合わせてケアプランを再考した。実際に行っていることに対して肯定的なフィードバックを行い、かつ、その効果を高めるための視覚的なアプローチをケアプランに追加した。

視覚的なアプローチとして、本人が小さいころから慣れ親しんでいる「シール貼り」を採用した。加えて、福田さんの集中力の持続時間に合わせて終了時間を決め、枠組み設定をした。

長期目標
　母と仲よくなる。
短期目標
　1か月で20個以上のシールを貼る。
ケアプラン
❶暴れたり、飛び出したりしなかった日はカレンダーにシールを貼る。
❷訪問看護で毎回結果をチェックする。
❸どうやって行動をコントロールしたのかをスタッフに伝える。
❹❶〜❸は10分間で行う。

■ケアの展開

　もともと福田さんは訪問予定を書いているカレンダーの余白にイラストを描いたり、シールを貼ったりしていたので、ストレスを感じることなく、プランに取り組むことができました。

　行動をコントロールできたときには自分でカレンダーにシールを貼り、訪問の場面では、そのときのことを思い返しながら、その日に何があったのか、どうやって行動をコントロールしたのかを話す取り組みを繰り返しました。

　10分と時間を決めてからは、イスから立ち上がることなく対話に集中できるようにもなりました。シールの数が増えてきたころに、「その日のイライラは5段階でいくつ？」と聞いたところ、「4と5はもう爆発しているから、3くらい」と、怒りの感情を数値で表現しました。

　福田さんはもともと絵を描くのが好きだったので、シールの横に1から5段階のメーターを書くことを提案したところ、体温計のようなメー

ターを描き、そのなかに3と書き込みました。

その日からカレンダーに数値が書き込まれるようになり、「おだやかに過ごせた」「多少イライラした」「爆発ギリギリだった」など、感情のグラデーションも共有するようになりました。

次のステップとして、中間の値である「3」に絞って、「どのような場面で、どのように対処したのか」を確認し、引き金や注意サイン、その対処法をリストアップしていきました。

それから数か月が経ち、1か月のシール獲得数が20枚から25枚まで増えました。福田さんのモチベーションを保つ工夫として、すべてのシールが貼れた暁_{あかつき}には、大好きなドラえもんの大きなシールがもらえるということを共有しています。

☑ まとめ

- 障害特性や本人のとらえ方を考慮していなかったため、計画が行きづまってしまった。
- 「衝動的な行動」ではなく、「衝動的な行動をしなかった日」に注目し、その日の行動を振り返って支持することを定期的に行うことが、衝動をコントロールし続けることにつながっている。
- 言語的コミュニケーションだけでなく、視覚的なアプローチを取り入れたことで、モチベーションが低下せず、感情のグラデーションを共有することが可能となった。

2-14 訪問時にアルコールを飲み、否認の強い依存症のケース

| KEY WORD | アルコール依存症、アディクション、否認、酩酊状態、飲酒の引き金、飲酒欲求 |

事例 本田さん、50代男性、アルコール依存症

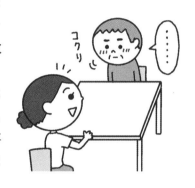

　本田さんは20代後半で結婚し、すぐに子どもを授かりました。元来、お酒好きで、30代後半からは休みの日は朝から飲むようになりました。

　徐々に酒量は増え、数年後には仕事に行く前から飲酒するようになりました。会社から注意を受けていましたが、仕事前の飲酒をやめることができず、ついには退職し、家族も家を出ていきました。

　しばらくして別居中の妻から、「入院治療を受け、断酒を継続することができれば自宅に戻ります」と提示され、アルコール専門病院に入院しました。約3か月のアルコール依存症リハビリテーションプログラム（Alcohol Rehabilitation Program：ARP）*を受け、退院となりました。

　その際に主治医より、「1年間断酒して家族と一緒に暮らすことを目標に、週2回の訪問看護を受けてはどうか」という提案があり、訪問看護が導入となりました。

　本田さんは口数は少なく、質問されたことにのみ、無表情で返答することが続いていました。少し顔が赤らんでいたことがあったため、飲酒欲求の有無について確認すると、「飲んでいませんよ。いつも同じことばかり聞きますね。疑っているんですか」と語気を荒げることがありました。

■当初の看護計画

アセスメント

　飲酒に関する否認が強いため、再飲酒の可能性が高いと考えられる。

長期目標

　ストレスに直面したときに、アルコール乱用の代わりに用いる適切な対処が実行できる。

短期目標

　飲酒欲求が出現したら周囲に伝える。

ケアプラン

❶飲酒の有無を確認する。

❷飲酒の引き金の有無を一緒に考える。

❸ストレスや困難な状況に対処する代替方法を一緒に見つける。

■その後の経過

　1か月ほど経過したころ、ある日の訪問時に、いつも無口な本田さんが、機嫌よく話す姿が見られました。赤ら顔で、会話中にお酒のにおいがしたため、「お酒を飲みましたか」と聞くと、「飲んでいませんよ。どこに証拠があるんですか！」と、大声で怒鳴りました。

　しかし、明らかに飲んでいる様子があったため、それ以降、毎回、お酒を飲んだかどうかを確認するようになりました。本田さんは、「俺のことが信用できないのか！　いつも周りは俺のことを信用していない。飲んでいないって言っているだろ！」と否定をし続けました。

　ある日、本田さんは外出中に酩酊状態で転倒し、救急搬送され、アルコール専門病院に入院となりました。それは、訪問開始からわずか2か月目のことでした。

支援者（担当者）の所感

　まず、本田さんが正直な気持ちを語れる環境を作ることにより否認が緩和していくと考え、飲酒欲求や飲酒行動について確認をしていました。こちら側から飲酒について確認をすることにより、「自分は飲みました」と、打ち明けやすくなるのではないかと思っていたのです。

　もちろん、否認することも想定済みでした。ですから、まずはアルコールの問題に向き合えるように、飲酒した客観的状況や証拠を集めて一緒に事実を確認できるように努めました。

　ところが、本田さんの否認は緩和されるどころか強まる一方でした。思うように回復しないことに対し、私は自信をなくしていきました。「1年間断酒して家族と一緒に暮らす」という目標を掲げながらも、その目標に行動が向かない本田さんにイラ立ちを感じるようになり、毎回、問い詰めるような確認の仕方になっていたと思います。

ワンポイントアドバイス！

　アルコール依存症の方の特徴の1つに、「頭ではわかっている。しかし、やめられない」というものがあります。これにより、地域生活においては飲酒がらみで問題を起こし、周りから注意されたり、家族や友人が離れていくという経験を繰り返すことが多いです。

　そのような人に対して、杓子定規に飲酒欲求や飲酒の有無を尋ねることは、相手に「飲む前提で話をしてくる」「自分は信用してもらえていない」という思いを抱かせることにつながりやすいです。

　大切なことは、飲酒の証拠を集めて認めさせることではなく、自らが「飲みたい」「飲んでしまった」など、正直に語ることのできる関係性です。そうした関係性を築くためには、たとえば、「お酒をやめるのは本当に大変なことだと思います。どうしたら助けになるか、一緒に話し合っていきたいと考えています」といった、一緒に取り組む姿勢を示す必要があります。

とはいえ、仮に「飲んでいるかもしれない」と感じたときには、どうすればいいのか迷うところでしょう。その場合でも、明らかな酩酊状態でなければ、疑ったり、否定したりしてはいけません。もちろん、「お酒を飲みましたか」とダイレクトに聞くことも、「飲酒したと決めつけられている」という思いにつながりますのでやめましょう。

このような場合、「少しお酒のにおいがします。血圧や脈拍もいつもと変化がありますね」と、客観的事実のみを伝えるとよいでしょう。本人が「実をいうとね…」と、語りやすい環境の提供につながります。

また、明らかに飲酒した状態と認識しながら訪問看護を続けることは得策ではありません。その理由として、飲酒してアルコールの影響を受けた脳の状態では、シラフのときのように対話は深まっていかず、記憶もあいまいになるからです。「酔っ払っていないから大丈夫」と話す方もいますが、酔っている自覚がなかったとしても、アルコールの影響が皆無とは言い切れません。明らかな飲酒状態が認められた場合は、短時間で帰るということを契約時に説明し、約束しておくことも必要です。

■修正後の看護計画

アセスメント

これまでは、飲酒に関して杓子定規に「飲んでいるかどうか」という質問を投げかけていた。そのため本田さんは、安心感をもつことができず、正直な思いを語れなかったのではないかと考えられる。

そこで、まずは断酒に向かって歩み始めている本人の大変さに理解を示し、飲酒欲求にどう取り組んでいけばいいのか、何が助けになりそうなのかを一緒に考えていく姿勢を示すことが必要である。そのうえで、飲酒欲求のサインを同定していくことを目指した計画を立案した。

長期目標

　断酒を1年間継続して家族と一緒に暮らす。

短期目標

　飲酒欲求のサインを明確にする。

ケアプラン

❶断酒する大変さに理解を示し、たとえ飲酒したとしても叱責や説教はしないことを約束する。

❷正直に語ることは、引き金を特定して飲酒する前の対処を一緒に考える機会になることを伝える。

❸訪問時に飲酒を認めたときには、短時間で帰り、次回の訪問時に詳細を確認する。

■ケアの展開

　一緒に取り組む姿勢を見せるために、訪問再開時に、「お酒をやめるのは本当に大変なことだと思います。何が助けになるのか、一緒に話し合っていきたいと考えています」と伝え、そのうえで、訪問時に飲酒をしていた場合は、短時間で帰るということも説明しました。本田さんは、「俺の大変さをわかってもらえただけでも、少し気持ちはラクかな…」と話し、「確かに、会社も病院も、酒を飲んで行ったらダメだもんな」と受け入れました。

　その1週間後、本田さんからお酒のにおいがしました。「先日お話しした通り、今日は帰りますので次回の訪問で振り返りましょうね」と伝え、帰りました。

　次の訪問時に、予定通り振り返りをしたところ、「ショックというか…、やってしまったなぁと思った。ただ、お酒を飲むことはダメと言われなかったのははじめてだったかもしれない。やめないといけないとわかっているのにやめられないという自分の思いを受け止めてもらえたような気がした。だから、今日は飲酒せずに訪問を受けようと思えた」と

話されました。

その後の訪問看護では、「ビールの新商品のCMを見て猛烈に飲酒欲求がわいた」「デイケアではみんなジュースを飲んでいるけど、俺は炭酸水のほうが飲酒欲求を抑えられる」「先日、友人から食事に誘われたけど、それが飲み会だと知って直前で断った」など、飲酒の引き金や欲求について、自ら話すようになりました。

そうした対話を通じて、引き金や欲求への対処を一緒に考え、計画に追記し、共有しました。それから現在までの数か月間、断酒が続いている状態です。

☑ まとめ

- 飲酒について、正直に語れる環境を提供したかったはずが、証拠集めに走り、結果的に否認を強め、安心して語れる関係とは真逆のケアを展開していた。
- 飲酒欲求について安心して語れるような関係性を築くには、断酒の大変さに理解を示し、その問題について、一緒に取り組むという姿勢を示すことが必要である。
- 訪問時に明らかな飲酒状態が認められた場合には、訪問を短時間で切り上げる約束をしておくことも必要（飲酒している状態では、対話は深まらず、記憶もあいまいになるため）。

＊　アルコール依存症リハビリテーションプログラム（Alcohol Rehabilitation Program：ARP）：アルコールによって害された「こころ」と「からだ」を治療し、健康な生活を取り戻すためのアルコール関連疾患の治療を含む専門プログラム。

見捨てられ不安から「帰ると自傷する」と脅すケース

KEY WORD　境界性パーソナリティ障害（BPD）、構造化、自傷行為、スプリッティング、見捨てられ不安

事例　関さん、20代女性、境界性パーソナリティ障害

関さんは学生時代、学校には行かずに学校外の年上グループと過ごすことが多い生活を送っていました。18歳のときに、当時の交際相手と上京して同棲していましたが、男性から暴力を受けるようになり、そのことを警察に相談したのをきっかけに、福祉事務所経由で自立援助ホーム*1へ入居することになりました。

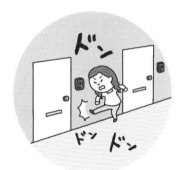

ホームへ入居後、飲食店のアルバイトを始めましたが、職場での対人関係のトラブルから自傷行為をすることがありました。自傷行為があったときには、ホーム職員が「本人の気持ちが落ちつくように」と、時間を顧みずに気持ちが落ちつくまで話を聞く対応を行っていました。

20歳のときに制度上の理由で退所したあとは、アルバイトを増やして一人暮らしを始めましたが、同僚との口論や上司への非難などが頻発し、どの職場も長くは続きませんでした。行き場を失った関さんは、居住していたアパートで、大声で叫ぶ、壁を蹴るといった行為があり、隣人から警察に通報されました。また、床に血溜まりができるほどの自傷行為もあったため、精神科へ措置入院になりました。退院時より生活保護の受給を開始し、精神科デイケアと訪問看護も導入になりました。訪問との契約時には、「何でも相談に乗ってくれるんですよね。すごく頼りに

しています」と笑顔で話していました。

■当初の看護計画

アセスメント

退院し、デイケア開始などの新しい人間関係を構築するうえで、対人関係のズレ等から感情が不安定になったり、衝動行為があらわれる可能性がある。

長期目標

心配事がなく、いつでも元気で明るい自分でいる。

短期目標

自傷行為をしない。

ケアプラン

不安なことは訪問看護で相談して解決していくために下記を行う。

❶心配事や困り事の有無を共有する。

❷上記がある場合は、相談してもらうよう説明する。

❸自傷行為の有無を確認する。

■その後の経過

契約時に訪問時間の目安を30分と伝えていたこともあり、開始後しばらくの間は30分で終了していました。しかし、2か月後から「まだ大丈夫でしょ」と予定時間を超過するようになり、スタッフはそのつど、「次の人が待っているので」と伝えて退席していました。

ある日の訪問で、関さんは「何で私がこんなに苦しい思いをするのよ！」と叫びました。デイケアでトラブルがあったようでした。関さんの言葉に耳を傾けてはいましたが、スタッフが腕時計に視線を送ったのを見た関さんは、「時間ばかり気にして！　お前が私を怒らせた！　私

の苦しさを消せないなら、自分の腕にカッターを刺してやる！」と怒声を浴びせました。スタッフは謝罪しながら退席することしかできませんでした。

支援者（担当者）の所感

　訪問開始前に措置入院につながるような激しい自傷行為があったため、「しっかりと支援しよう、支援の仕方を間違えないように」という思いを強くもち、支援を組み立てていたつもりでした。

　実際、枠組みを守ること、調子のいいときもわるいときも同じペースで、感情的にならないように淡々と話すことをしていました。時間を超過することが増えていましたが、そのつど説明することで納得してくれていると思っていたので、支援の方向性は大きくズレていないと感じていました。ですので、突然怒声を浴びせられたときは驚きましたし、同時に「どうして？」という疑問や今後に対する不安も出てきました。

ワンポイントアドバイス！

　今回しくじってしまった理由は、主体の軸が利用者になかったことです。疾患に合わせた支援の仕方を意識していたところまではよいのですが、一番大切なポイントが抜け落ちていました。対人援助職を志す人のなかには、「誰かの助けになりたい」という思いをもつ人も多く、熱心に利用者に向き合い過ぎる傾向があります。その熱心さゆえに、主体の軸がスタッフになることも多いのです。関さんの場合も、はじめて出会ったホームのスタッフは、関さんが落ちつくまで十分に時間をかけて対応していました。そして訪問でも、「不安なことは訪問で相談して解決していく」と提示していました。これらの行動の主体は、関さんではなく、スタッフになっていることがわかるでしょうか？

　また、この熱心さは、境界性パーソナリティ障害の支援では悪循環を招くことがあります。熱心に関わることで、利用者はスタッフを理想化

し、期待や要求がふくらみますが、支援は本人の期待する水準には到達しません。そうなると、見捨てられ不安が強くなっていきます。それが怒りや攻撃性、行動化につながり、スタッフも消耗し、嫌気が差して関わりたくなくなり、そして利用者はますます見捨てられ不安が高まるという悪循環に陥ることになるのです。この悪循環は、今回の関さんにも当てはまっているのではないでしょうか？

　では、支援方法について考えてみましょう。境界性パーソナリティ障害の対応の原則は、①主体は本人という軸を崩さないこと、②ルールや目的を決めること（構造化すること）、③同じペースや距離で関心を注ぎ続けること（同じスタンス）の3点です。

　関係構築の初期段階では、②の構造化に注目するとよいでしょう。具体的な行動としては、まずは目的を共有し、次にルールを決めることです。関さんでいうと、「何のために」訪問を導入するのかを共有し、できること・できないこと（支援の限界）を明確にしたうえで、「どのように」訪問を行っていくのかというお互いのルールを決めることです。この構造化をしなかった場合、関さんはどんどん求めるようになりますし、専門職は、その時々の利用者への対応のみに終始することになります。「何のために」が見えない支援は、現場でよくいわれる「巻き込まれる」「振り回される」状態になりやすいので注意が必要です。

■修正後の看護計画

アセスメント

　疾患に対する対応の原則が守られていなかったために、関さんが主体性を発揮しにくい状況を作っており、そのことが症状を引き出しやすくなっていると考えた。まずは主体の軸を本人に戻すために、訪問看護の利用目的を再共有し、有効活用できるように使い方を明確にしていく（ルールを決める）。次に、関さん自身が自分をコントロールすることができるようになるために、感情の不安定さが起こることを前提に、どういう状況で起きやすいのか、気持ちの揺

れとどうつき合っていくのかを一緒に考えていく。そのなかで、境界性パーソナリティ障害の症状を本人と共有しやすい言葉で共有（外在化）していくように計画を修正した。

長期目標

　心配事とつき合いながら再入院せずに生活する。

短期目標

　気持ちの揺れが起きやすい出来事を明らかにし、境界性パーソナリティ障害の症状を見える化していく。

ケアプラン

❶前回訪問から起きたことを事実ベースで話す（10分）。

❷起きたことに対して感情の整理をする（10分）。

❸関さんらしくない言動に対して症状の可能性を話し合い、共有しやすい言葉で外在化し、看護計画に起こしていく（10分）。

＊上記、看護計画を本人にも渡す

■ケアの展開

　翌日、スタッフが関さんの携帯電話に連絡すると、「昨日は言い過ぎました。SST（ソーシャル・スキル・トレーニング）[2]で嫌なことがあって…」と普段の関さんの言葉遣いで応答があり、次回訪問の約束を取り交わすことができました。

　訪問時にまずスタッフが行ったのは、関さんの思いを聞くことでした。関さんは「前から苦手な人がいて。その人の発言が頭にきて…。関ちゃんは生保でうらやましいとか言われて、許せなくてイライラが爆発しちゃって…」と、前回感情的になった理由を話し始めました。

　スタッフは、関さんが怒りを覚える理由は理解できることを伝えたうえで、専門家として、感情の出し方は境界性パーソナリティ障害の症状の1つだと考えていることも伝えました。関さんからは、「私がわるいって言われると思っていたのに…ありがとう」という返答がありました。

感情をしっかりと出したあとに、訪問の目的とルールについて話し合いました。ルールの話し合いのなかで、症状として取り扱うために、関さんが受け入れやすい言葉を尋ねると、「怒りとかイライラは使わないでほしい。いつも怒ってるみたいに思われて嫌だから」と答えました。

　話し合った結果、イライラは「気持ちの揺れ」、今回のような怒りの出し方は「気持ちの爆発」というように共有しました。「『イライラしてない？』って言われるとモヤモヤするけど、『気持ちが揺れてない？』って聞かれたら話しやすいかも」と、訪問の場面を想像しての発言もありました。関さん自身が、自分自身と感情や症状を少し切り離して考えられた場面ではないでしょうか。

☑ まとめ

- 境界性パーソナリティ障害の支援においては、スタッフの熱心さが、見捨てられ不安を強めるという悪循環を招くことがある。
- 境界性パーソナリティ障害の対応では、①主体は本人という軸を崩さないこと、②目的やルールを決めること（構造化すること）、③同じペースや距離で関心を注ぎ続けること（同じスタンス）の3点が重要。
- 修正後の訪問では、主体の軸を関さんに戻すことを定め、境界性パーソナリティ障害の症状をコントロールしていくために、まずは症状をお互いの共有しやすい言葉で模索することを話し合っている。

* 1　自立援助ホーム：児童福祉法に基づく社会福祉施設。原則、18 歳が上限の児童養護施設と異なり、自立援助ホームは 15 歳から原則 20 歳まで入所できる。前者は公的扶助で運用されるが、自立援助ホームは本人が契約し、入所費用の一部自己負担が必要。
* 2　SST（ソーシャル・スキル・トレーニング）：精神疾患のある人のコミュニケーション能力向上や日々の生活の困り事等への対処など、具体的なニーズに対応できる認知行動療法に基づくアプローチ。

【参考文献】
1）井上令一（監修），四宮滋子・田宮聡（監訳）：カプラン臨床精神医学テキスト 第 3 版―DSM-5 診断基準の臨床への展開―，メディカルサイエンスインターナショナル，p958, 2016.
2）岩脇淳・仙波純一（監訳）：カプラン臨床精神医学ハンドブック 第 4 版―DSM-5 診断基準による診療の手引―，メディカルサイエンスインターナショナル，p282, 2020.

家族が過剰に関わり、本人への支援が進まないケース

| KEY WORD | 統合失調症、家族の感情表出、家族看護、障害受容、訪問看護 計画の目標設定 |

事例 石井さん、20代男性、統合失調症

両親と同居する石井さんは、10代後半より自室で独り言を言うようになり、テレビニュースを見ては、「テロリストが僕を監視して狙っている」とおびえるようになりました。

家族につき添われて精神科を受診したところ、「統合失調症」と診断され、即日入院となりました。

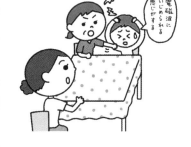

訪問看護導入時に母親は、石井さんのことを「よく言うことを聞く子で、学生時代は中高一貫校に行かせて塾にも休まず通い、勉強はまずまずできる子でした。なのに、こんなことになるなんて…」と、現状を受け止めきれない様子で話していました。石井さんは「働いてお金を稼ぎたい」と話していました。父親は弁護士で多忙であったため、石井さんとの関わりは薄く、夫婦間のコミュニケーションも少ないようでした。

訪問開始後は、常に母親が同席していました。母親は、石井さんが「電磁波にいじめられている感じがするんです」と話したときには、「それは妄想の話でしょ。現実の話をしなさい」と発言したり、内服も母親が管理し、「飲み過ぎてクセになってもいけないから」と抜いたりすることがありました。また、「テレビは妄想につながる」と禁止し、外出も「近所の目がある」と制限していました。

■当初の看護計画

アセスメント

　母親が過干渉気味であり、本人のセルフケア能力を低下させていると考えられる。

　石井さんには、「働いてお金を稼ぎたい」という目標に向けて、薬の管理をはじめとして、今取り組んでいけることを検討しながら、生活全般において主体的に行動できるように支援していく。

長期目標

　働いてお金を稼ぎたい。

短期目標

　薬を自己管理することができる。

ケアプラン

❶薬の管理を自分で行えるように、一緒に薬管理の方法を検討する。

❷生活の実際を共有し、調子悪化のサインが生活のどのあたりの場面にあらわれるかを話し合う。

■その後の経過

　1か月ほど経過したころ、趣味や今の生活について石井さんに質問したところ、「電磁波にやられて趣味のギターもできない」と答えました。同席していた母親は、「妄想の話を聞かれてるんじゃないでしょ。こんな感じで話にならないことも多いんです」と会話に割って入ってきて、本人の言葉を訂正してきました。その後の訪問でもこのようなやり取りが続きました。

　また、セルフケアを向上させるために、石井さん自身が薬を管理する必要があることを母親へ説明したときには、「本人にはまだ無理です。調子がわるくなるのでさせたくありません」との返答がありました。その

反応を受けて薬の自己管理は一旦見送りました。

 ## 支援者（担当者）の所感

　石井さんが主体的に行動できるように関わってきましたが、母親が過干渉であるため、なかなか石井さん自身の発言も深まらず、石井さんとの接し方がわからなくなっていきました。

　母親は感情表出（EE）*の度合いが高いため、病状の再燃との関連も考慮し、母親の感情の高まりをできるだけ緩和できるように心がけました。しかし、それでも母親の対応には変化がなく、どう接していいのかわからず、対応することに心理的な負担を感じるようになりました。

　また、薬の自己管理をすることが石井さんにとって回復への一歩と考え、短期目標に設定しましたが、薬に対する石井さんの思いを知ることができず、独りよがりなケアになっている気がしました。

 ## ワンポイントアドバイス！

　スタッフは、「石井さんの自立に向けて母子の心理的かつ物理的な分離が必要」だと考えていたことがわかります。

　しかし、「石井さんを含む家族の病気体験のありようや障害受容の段階を把握すること」と「母親を石井さんの主たる介護者としてとらえるのではなく、1人の生活者としてとらえること」、この2つの視点が抜け落ちていました。

　20代の子をもつ親の発達段階としては、子どもとの心理的絆を保ちながら巣立ち後の変化に適応し、生活を再構築する段階といわれています。しかし、石井さんの発病により「巣立ちの時期」は延び、母子の結びつきが一層強固になったと考えられます。

　また、家族の障害受容について考えると、母親が石井さんの言葉を否定したり、行動を制限したりする様子から、「ショック」や「否認」、「悲

しみや怒り」などの初期段階にあると推察されます。そのプロセスを踏まえると、家族がもつ否定的な感情に寄り添い、子の障害を認識・受容していく過程にも寄り添う必要があると考えます。

　この時期の情緒的支援としては、母親の悲嘆や否認に十分な理解を示したうえで、「母親なりにがんばって石井さんを支えようとしていること」「今のつらい状況は誰のせいでもないこと」を伝え、母親が思いを表出できるようにすることが重要です。母親が石井さんの言葉を言い換えたり、薬を抜いたりすることに対しても、スタッフは否定的にとらえず、そうせざるを得ない状況や背景を考え、母親の状況への理解を示すことが家族の支えとなります。

　また、石井さんに対しては、スタッフ側が聞きたい情報や進めたい方向に向かうのではなく、石井さんが語ろうとしている言葉の意味を一緒に深めていく関わりが望ましいでしょう。

■修正後の看護計画

アセスメント

　石井さんは、口数は少ないものの、「電磁波にやられている」という恐怖や不安は表出している。趣味のギターもできないほど電磁波に侵襲されている生活は、石井さんにとって耐えがたいものであると想像できる。

　「電磁波」という本人にしか体験できない現象が影響を及ぼしている生活部分について、より具体的に共有する必要がある。たとえば、「電磁波が強まったり弱まったりする時間帯はあるか？」「どうやったらギターを弾けるようになるか？」など、ギターの話と電磁波のことをからめた話題が対話の糸口になると考える。

　母親へは、石井さんを支えるうえで困っていることを聞き、並行して統合失調症の経過や治療などを適宜説明し、障害受容についてアセスメントする必要がある。

長期目標

　働いてお金を稼ぎたい。

短期目標

　趣味のギターを弾けるようになるために、電磁波が強まるときや弱まるときの生活の傾向を知り、対処を見つける。

ケアプラン

❶1日の流れを知り、電磁波が強くなるときや弱くなるときの生活の実際を共有する。

❷何に困っているかを聴取する際には、石井さんと母親それぞれの状況や背景について、言葉を補いながら親子間の相互理解を促す。

❸薬のメリットとデメリットについて、母親を含めて話し合う。

■ケアの展開

　まず、石井さんへの関わり方に苦慮している母親の率直な思いを尋ねました。すると、「この子が病気になったのは私のせいじゃないのかと思って。夫からも『お前の育て方も影響があったんじゃないのか』と言われました。病気じゃないって信じたい気持ちと、でもダメかもしれないっていう不安で、今私にできることは全部やらなきゃと思っているんです」と話しました。

　母親には、育て方と発病には関係がないことを伝え、誰にも相談できなかった孤独感を訪問看護の場で伝えてもらっていいこと、家族会に参加することで同じような悩みをもつ親と出会える可能性があることを説明しました。その後、母親は家族会に参加するようになり、「ほかの家族から『親が心身ともに健康であることが子どもの健康につながる』と聞き、ラクになりました」と伝えてきました。

　石井さんには、電磁波が生活に与える影響について聞いたところ、電磁波が強くなるのは、「前日あまり眠れなかったとき」「イレギュラーなことがあったとき」であることが明らかになりました。

そこから、睡眠のリズムを整えること、そしてイレギュラーなことへの事前準備をしておくことが、今訪問看護で取り組むべきことだと石井さんと共有できました。具体的に取り組む方向性が見えてきたことで、母親も安心しつつあります。

☑ まとめ

- 石井さんの自立した生活への支援ばかりに目が向き、気持ちが焦った結果、母親を「過剰に関わり、自立を阻害する母親」ととらえていた点にしくじりがあったと考える。
- 「母親も石井さんと同じように障害を受容する過程にいる存在」ととらえ、母親の思いの言語化をサポートしたことで、しくじりが気づきに変わった。
- 母親の孤独感を緩和するために、家族会の紹介など、訪問看護以外で活用できる社会資源などを紹介し、母親が抱え込み過ぎないように配慮することが重要である。

---

* 感情表出（EE：Expressed Emotion）：当事者本人に向けられる家族の感情のあらわし方（表情、口調、態度など）。特に、感情のなかでも、批判的なものや敵意のあるもの、情緒的に巻き込まれているものを指すことが多い。

【参考文献】
野嶋佐由美（監修）・中野綾美（編）：家族エンパワーメントをもたらす看護実践, へるす出版, 2005.

セクハラ発言が多く、女性スタッフが困っているケース

KEY WORD 統合失調症、セクシャル発言、アサーティブ、ホスピタリズム、対人関係

事例 池田さん、50代男性、統合失調症

池田さんは大学に通っていましたが、「授業についていけない」と授業を欠席することが増え、留年が決まったタイミングで中退しました。

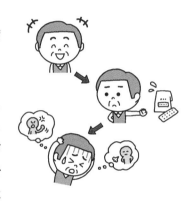

中退後に母の紹介で就職しましたが、人間関係で悩み、数か月で退職しました。退職後、アルバイトを始めましたが、「バイト先でいじめられる」と3か月ほどで辞めました。その後は特にアルバイトはせず、家でゲームをしたり、アニメを見たりしていましたが、23歳ごろに「狙われている」と話すようになり、昼間でも雨戸を閉め、外に出ることがなくなりました。徐々に「食事に毒が入っている」と話すようになり、食事もとらなくなりました。

心配した母が精神科に連れて行き、「統合失調症」と診断され、入院となりました。約半年の入院を経て退院後、しばらくは自宅で生活をしていましたが、父の知人の紹介で再度アルバイトを始めました。しかし、ここでも長続きはせず、再び家に引きこもるようになりました。

30歳のころにデイケアへ通うようになり、調子が安定しましたが、その後、薬を自己中断し、再入院になりました。池田さんは、この「調子がよくなる→内服の自己中断→症状再燃」のサイクルを繰り返していました。

50歳のころ、父親が逝去したことをきっかけに母親も体力の限界を感じ、保健師に相談したところ、訪問看護を勧められて導入となりました。

■当初の看護計画

アセスメント

内服薬の自己中断から症状再燃を繰り返しているため、服薬に対するコンプライアンスが低いと考える。継続した服薬行動につなげていくために計画を立案する。

長期目標

服薬の必要性を理解し、処方通り内服するようになる。

短期目標

薬に対するとらえ方を言語化する。

ケアプラン

❶病気に対する知識の有無を知る。

❷現在の服薬状況を把握する。

❸薬に対するとらえ方・思いを聞く。

■その後の経過

内服の話ばかりでは関係性が築けないと思い、まずは池田さんが好きなアニメの話や世間話をしました。

1か月ほど経過したころ、女性スタッフに対して、「かわいいね、モテるでしょ？」と、容姿の話をすることが多くなりました。そのときは社交辞令として受け取りましたが、2か月後には「僕のこと、男としてどう思う？　今度デートしようよ」といった発言になりました。

笑って受け流そうとしましたが、真顔で「今度チューさせて」と言ってきたので、「これは冗談で言っているのではないかも」と思い、身の危険を感じました。

その場では関係性を壊したくないという思いから、「何を言っているんですか～」といつものように笑いながら受け流し、距離を確保した状態を維持しながら何とか訪問を終えました。

チームに相談したところ、他の女性スタッフにはそうした発言はなかったことから、特定のスタッフに好意を示した発言だと考えました。

支援者（担当者）の所感

池田さんから「かわいいね、モテるでしょ？」と言われたときは、コミュニケーションにおいて、相手へのポジティブな印象を伝えてくれているととらえていたため、社交辞令の1つだと考えていました。

しかし、はっきりとした態度を取らなかったため、誤解させる対応になっていたかもしれません。池田さんがどこまで本気なのかがわからないなかで、面と向かって断るような態度はスタッフの過剰反応ととらえられ、「訪問を拒否するきっかけになるのではないか」という懸念もありました。そのため、適度に受け流すという対応を繰り返していましたが、徐々に身体的接触を求める言動にエスカレートした池田さんに対して、嫌悪感や恐怖心を抱くようになりました。

ワンポイントアドバイス！

一般的に、「かわいいね、モテるでしょ」という表現は、ポジティブにとらえられることが多いです。これが好意をもっている相手からであれば、嬉しい言葉でしょう。このように考えると、今回池田さんが「かわいいね、モテるでしょ」と発言したことについても、スタッフを不快な気持ちにさせようと思って発した言葉ではない可能性があります。

では、池田さんにとってどのような意味で発した言葉だったのでしょうか？　いつも楽しく対話しながら自分の趣味に寄り添い、自分を理解しようとしてくれるスタッフを心地いい存在として池田さんがとらえて

いた場合、そのスタッフに好意をもつことは自然なことではないかと考えます。スタッフは受け流したつもりであっても、池田さんにとっては笑顔で応対してくれるスタッフの対応は、自分の好意を受け入れてくれていると感じたのかもしれません。その結果、「チューさせて」といった発言になったのではないかと考えます。

このような発言に対して、「あれ？」と違和感を覚えたり、不快な感情があらわれることはあると思います。その感情自体は「スタッフだから」といって隠す必要はありません。むしろその感情に気づくことがスタッフにとって必要なアンテナとなります。

では、このアンテナをどのように活用するのかについて考えてみましょう。

精神疾患では、一般的に対人関係能力に影響が出るといわれています。簡単にいうと、対人関係で困ることが起こりやすいということです。ここでアンテナの出番です。アンテナを活用することで、困り事になる前の違和感に気づくことができます。その違和感のうちに対話を深めるのです。このときにアサーティブ*なコミュニケーション技法を使うとよいでしょう。

■修正後の看護計画

アセスメント

池田さんは、スタッフに対して好意をつのらせ、その好意を伝えるだけでなく、身体的接触を求めるような発言にまで至っている。そのとき、スタッフは嫌悪感や恐怖感を抱いているが、それを池田さんには伝えていない。そのため、池田さんは自分の言葉によって相手が嫌悪感や恐怖心を抱いていることに気づいていない可能性が考えられた。よって、適切な距離感で他者との関係を築いていくことに焦点を当てたケアプランに修正した。

長期目標

仕事をして自立したい。

短期目標

- 自分が言ったことを相手がどのように受け取ったのかを確認することができる（3か月）。
- 他者との関係のなかで、適切な距離を取ることができる（6か月）。

ケアプラン

スタッフが違和感を覚える発言があったときに、アサーティブコミュニケーションを意識的に取り入れ、スタッフの思いを伝える。具体的な方法として下記を行う。

❶まずは池田さんの言葉を受け止める。

❷それに対してスタッフが認識したこと（受け止め方）、感情を伝える。

❸池田さんが何を伝えたかったのかを明らかにする。

❹それを伝えるための適切な表現を一緒に考える。

■ケアの展開

訪問のなかで池田さんが、「○○さんは本当にかわいいね。手を握ってもいい？」と話したことがありました。これまでなら、不快と感じながらもそれを伝えずに何となくうやむやにしていましたが、今回は「手を握りたいと思ったんですね（言葉を受け止める）。でも、私は突然そんなことを言われて戸惑いました（スタッフの感情を伝える）」と伝え、「池田さんはどうして手を握りたいと思ったのですか？（何を伝えたかったのか）」と尋ねました。

すると池田さんは、「どうしてって…、手を握りたいと思ったから」と答えたため、私は、「手を握るのは好意を寄せている方とする行為だと考えています。池田さんにとって、手を握るのはどういう意味があるのでしょうか？」と聞き返しました。池田さんは、「え、なんか怒ってる？」

と、これまでと異なる対応をしたスタッフに戸惑いを見せました。

　私は、「怒ってないですよ。ただ、これまでは池田さんなりに私と関係を築こうとしているんだろうととらえ、私自身が戸惑うことがあってもそのままにしてきましたが、身体的な接触を求めるような発言が何度か繰り返されて、少しこわさも出てきたんです。そう感じたときに、この病気の人の特徴の1つである『対人関係が苦手』というのを思い出し、池田さんにも当てはまるのかもしれないと考えたので、コミュニケーションの取り方を変えたんです」と伝えました。すると池田さんは、「こわがらせるつもりはなかったんだけどね」と、少し気まずそうな表情で答えました。

　その後、池田さんから身体的な接触を求めるような言動が聞かれることはなく、仕事への思いや、親が亡くなったあとの心配事などの話をするようになりました。

☑ まとめ

- 不快な感情をアンテナとして活用することで支援につなげることができる。
- アサーティブなコミュニケーションに軸を置いたことが適切な距離感をもった関係性につながったと考える。

＊　アサーティブ：自分の気持ちや意見を、相手の気持ちも尊重しながら、誠実に、率直に、そして対等に表現することを意味する（引用文献）。

【引用文献】
特定非営利活動法人 アサーティブジャパン HP：https://www.assertive.org/intro/

【参考文献】
1）　武蔵浦和メンタルクリニック HP「ライフサイクルについて」：https://www.m-mental-clinic.com/lifecycle.html
2）　武藤教志（編著）：他科に誇れる精神科看護の専門技術 メンタルステータスイグザミネーション Vol.1, 精神看護出版, 2017.

思い通りにならないとスタッフの変更を繰り返すケース

KEY
WORD
自閉スペクトラム症、コミュニケーション、コミュニケーション障害、関係性、主体性

事例 石田さん、30代男性、自閉スペクトラム症

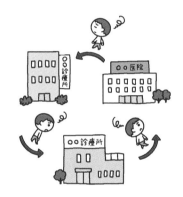

　石田さんは幼少期より多動やコミュニケーションの困難がありましたが、周囲のサポートを得ながら高校を卒業後し、大学へと進学しました。

　大学を卒業後に一般企業へ就職したものの、職場での人間関係がうまくいかずに半年で退職しました。再就職しましたが、長続きしませんでした。

　同じような経験を繰り返したあと、20代前半に精神科クリニックを受診し、「自閉スペクトラム症」と診断され、通院を開始しました。しかし、主治医が話を聞いてくれないと感じると、自分の思い通りの診察を受けられる場所を求めて通院先を転々とする状況が続きました。

　そのようななか、新しく通院することになったクリニックの主治医から、「外来診察だけでは同じように転々とすることが起こる。話をする場所を増やしながら、自分の特性とのつき合い方を考えていくことが必要」と勧められ、訪問看護が導入となりました。

　訪問導入時、本人は希望として、「親にずっと頼っているのは嫌だ。いつか仕事に就いて自立した生活を送っていきたい」と話していました。

　また、訪問開始当初より、「眠れないことがつらい。昼夜逆転してしまうことも何とかしたい」と訴えていました。

■当初の看護計画

> **アセスメント**
>
> 　希望である仕事に就くためには、まず生活リズムを整えていくことが必要だと考える。

長期目標

　規則正しい生活リズムを身につけることができる。

短期目標

　就寝と起床の時間を一定にする。

ケアプラン

❶よく眠れる日と眠れない日の生活の違いを明らかにする。

❷昼夜逆転がどのように起こっていくのか、きっかけや生活の変化を明らかにする。

■その後の経過

　訪問を開始してしばらく経過したころに、新人スタッフが連続で訪問することがありました。

　その日の夕方に本人から事務所に連絡があり、「新人を連続で来させるなんて、俺のことバカにしているのか？ 『安定してるから新人でも大丈夫だろう』と思われているようで腹が立つ。俺は全然安定していないし、訪問の時間に合わせて起きなきゃいけないから、訪問のせいで調子を崩しているようなもんなんだよ。生活リズムを整えたいのに全然よくなっていかない。本末転倒、もう新人は来させないでほしい！」と、強い口調で訴えてきました。

　契約時には訪問スタッフを選べないことを伝えていましたので、そのことを再度説明しようとしましたが、石田さんは「そんなこと覚えていないし、それはそっちの都合だろ！」と、感情的に強い口調で話しました。

支援者（担当者）の所感

　新人スタッフが連続で訪問したことを機に、「よくならないのは訪問のせいだ」といった内容を繰り返し訴える状況になりました。私は、「自分の意見を押し通すために感情的になっているのでは」と思うようになり、いつしか石田さんを「困った人だな」と考えてしまうようになりました。

　新人を拒否してからは、訪問のたびに感情的になることが多く、その感情に影響されて私もエネルギーを消耗し、石田さんへの訪問がとても億劫になりました。ですが、訪問に行かないわけにはいかず、苦行のようにさえ感じていました。

　拒否されるスタッフが増えると訪問自体が成り立たなくなり、支援自体が途切れてしまいます。その心配から、私は石田さんの言う通りに動くことが続き、出口が見えなくなりました。

ワンポイントアドバイス！

　今回の行きづまりの原因を考えていきましょう。

　1つ目は、スタッフが石田さんの「新人は来させないでほしい」という言葉に焦点を当て、反射的に「それはできない」ということを説明している点です。

　なぜ、石田さんがそのようなことを言ってきたのかという部分を考えていません。石田さんが新人の訪問を拒否したのは、根底によくなっていきたい思いが強くあったからだと考えられます。

　石田さんなりに、「どうしたら自分はよくなっていくのか、何が自分の回復の妨げになっているのか」という点を試行錯誤してきたからこそ、「新人は来させないでほしい」という言葉につながったとも考えられます。思いがあるからこそ行動（今回は拒否）がある、と考えるようにしていきましょう。

　2つ目は、石田さんの発言を受け止めるうえで、発達障害の特性がど

のように影響しているのかを考えていないことです。

　一般的な自閉スペクトラム症の特性には、「社会性の障害」「コミュニケーションの障害」「想像力の障害」などが挙げられ、そこには認知機能の偏りが大きく関与しています。

　石田さんの場合は、結論の飛躍や思い込む傾向が強いこと、そのため修正が困難になること、自分にとって不測の事態が起こると対処が困難となり、その防衛のために攻撃性があらわれることなどが影響しているように思われます。

　発達障害の特性が強く出ている場面では、石田さんではなく、特性がこのような行動を取らせていると考える（＝外在化）ことで、スタッフも石田さんも、特性とどのようにつき合っていけばよいのかを考えやすくなります。

■修正後の看護計画

アセスメント

　石田さんの発言や行動に対して、どこに本人なりの考えや判断があるのかということを知ろうとせず、決まった型にはめるような支援になってしまっていることが、膠着状態につながっていると考えた。

　まずは石田さんの思いや試行錯誤を知るために、今回の「拒否」という行動に至る経過について対話をしていく。また、日々の関わりのなかから石田さんの行動に影響している障害の特性を明らかにし、外在化していく。そして、石田さんと一緒に1つひとつ考えたり、行動を繰り返していくことが必要。

長期目標

　いつか仕事に就いて自立した生活を送る。

短期目標

　スタッフに自分が感じたことをおだやかに伝えることができる。

ケアプラン
❶訪問看護の場面で感じたことを、訪問の終盤で振り返り、言葉にする時間を作る。
❷それに対しスタッフはどのように感じたのかを話す。
❸ズレがあった場合、それは障害特性が影響しているのかを一緒に検討する。

■ケアの展開

　まずは、石田さんが新人スタッフに対してどのように感じたのか、そのときどのような感情になったのかなどを具体的に聞きながら事実と解釈に分けて整理をしました。

　次に、外在化するために、一般的に考えられている自閉スペクトラム症の特性と、どんな場面で苦労しやすいかを具体的な例を交えて伝え、今回の新人スタッフに対して感じていたことと比較をしました。石田さんは、「今回のことも、特性が影響していたのかもしれないですね」と話しました。

　また、過去にも似たような経験がなかったのかを尋ねると、少し考えたあとに、「人と意見が合わないし、一旦、嫌だと思った人を思い直すことはむずかしい。だから会わないようにしてきた」と答えました。「その経験も特性が影響していたかもしれないですね」と伝えると、「そうかも」と同意しました。そのうえで、人間関係のなかで特性が影響して、「人と意見が合わない」と感じることはしかたがないということを共有しました。

　そして、訪問でできることは、「意見が合わない」と感じたあとに、どのように行動をすればいいのかを一緒に考えることだと説明し、人と意見が合わないことを、「相手との間でズレが生まれやすい」と言い換えて、ズレを埋めるために、訪問をコミュニケーションの練習の場として活用することを話し合いました。具体的には、訪問看護の終盤でお互いに「今日感じたこと」を話す場を設け、スタッフ自身もどのような思い

で発した言葉だったのかをやり取りする取り組みを実施しました。その
つど、お互いの認識のすり合わせをする経験を積み重ねたのです。

　このやり取りを半年ほど継続したころ、石田さんは「こうやってお互
いの考えていることを繰り返し伝え合うのはいいですね。イラっとする
ことは今でもあるけど、『もしかしたらそうじゃないかもしれない、○○
って思っているのかもしれない』と、ほかの考えが浮かぶようになりま
した」と話しました。
　そして拒否をしたことに対しても、「新人さんはどうしてますか？
別に嫌いってわけじゃないんだよね。今ならちゃんと話せる気がする。
ほかの考えが浮かぶようになってから、別に自分をバカにしたわけじゃ
ないってわかるから」と振り返りました。

☑ まとめ

- ●「思いがあるからこそ行動がある」ととらえ、行動の裏にある思いに
  焦点を当てることが大切。
- ●お互いの考えていることを伝え合う（＝対話）を繰り返すことで、「も
  しかしたらそうじゃないかもしれない、○○って思っているのかもし
  れない」と、ほかの考えが自然と浮かぶようになった。

2-19 訪問への意欲が高い一方で、対話の際に強い怒りを示すケース

事例　木村さん、40代女性、双極症

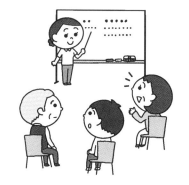

　木村さんは高校生のころより、家族から見るとお金遣いが荒く感じることがありましたが、生活に大きく影響することはありませんでした。高校卒業後はデパートへ就職しました。半年ほど経過したころより、目が覚めると起き上がれない、何もやる気がしないなどの気持ちがあらわれ、仕事に行けなくなりました。

　仕事を休んで様子を見ましたが、改善しないため精神科を受診し、双極症と診断され、治療を開始しました。しかし、仕事ができる状態にまでは改善しなかったため、退職しました。その後、デイケアへの通所も開始しました。「復職したい」という強い思いから治療に積極的に取り組み、デイケアでは疾患教育のプログラムなどの複数のリハビリプログラムに参加していました。しかし、抑うつ気分が出現すると、「何もやる気がしない」とデイケアに通えなくなることが繰り返されました。

　デイケアに代わり、訪問看護が導入されたこともありましたが、不信感から利用をやめ、通院と保健師の面談のみになっていました。保健師との面談のなかで、過去に効果があったものを振り返ったときに、訪問看護を利用していたころは活動量が増えていたとの思いがよみがえったため、別の事業所で訪問看護を再開することを希望しました。

■当初の看護計画

アセスメント

病状悪化を繰り返しながらも、入院することなく自宅での生活を続けているのは、木村さんが自身の症状に対して理解を深めつつ、何かしら自分なりの対処を行い、調子に合わせた生活を送っているためと考える。

自ら自身の考えを言葉にすることも多く、かつ訪問看護の効果を感じて利用の再開を希望していることから、訪問スタッフとやり取りすることへの意欲は高いと考えられる。また、症状や、症状から来る生活上の問題と向き合える準備はできていると考え、以下の計画を立案した。

長期目標

復職したい。

短期目標

活動量を増やす。

ケアプラン

❶今の木村さんの行動を知る。

❷起こった出来事に双極症の症状がどのように影響しているのかを一緒に検討し、活動量を増やすための対処を考える。

■その後の経過

訪問開始当初は抑うつ状態で、ほとんどの時間を自宅で横になって過ごしていましたが、訪問に対する意欲は高かったため、訪問時にはケアプランに沿って積極的に話をしていました。

ある日の訪問で、以前通っていたデイケアの話題になったときに、「デイケアで嫌な人がいて口論になった」という発言がありました。私が「それは木村さんの双極症の症状が影響していそうですか？」と質問を

すると、「そんなことを聞いてどうするの？」と怒った口調になりました。私はすぐに「嫌な気分だと活動しにくくなりますので…」と、木村さんの活動量に影響することかもしれないこと、ケアプランにもつながることを伝えました。するとその場では理解を示されましたが、やはり、私が質問をすると毎回激昂することが続きました。

支援者（担当者）の所感

木村さんの訪問に対する意欲の高さは継続していたのにもかかわらず、私が質問をすると毎回激昂していました。

説明をすれば落ちつくということは、私の質問の内容は間違っていないということなのに、私の質問に対して木村さんが激昂する理由がわからず、私は戸惑いました。同時に、感情をぶつけられ続けることで疲れも感じるようになりました。

ワンポイントアドバイス！

スタッフとしては、治療意欲が高く、今までにも疾患理解につながるプログラムに積極的に参加してきた木村さんに対して、関係の初期段階から疾患について一緒に深掘りしていくことができると考えたのでしょう。しかし、結果として木村さんはスタッフの言動に激昂することとなりました。ではなぜ、木村さんは激昂し続けたのでしょうか？

木村さんの場合、積極的に復職プログラムに参加するなど、復職を見据えた疾病教育に意欲的ではありますが、そのことを「訪問看護でもすぐに症状についてやり取りができる」とスタッフがとらえたところにしくじりがあります。

まず、木村さんが訪問看護に何を求めていたのかについて押さえておきましょう。木村さんは、以前利用していた訪問看護のことを思い出しながら、「（利用していたときは）活動量が増えていた」と話しており、その気づきが今回の利用再開につながっています。つまり、木村さんが

訪問看護に求めていることは、「訪問看護を利用して活動量を増やしたい」ということになります。これについては、きちんと短期目標に挙げられています。長期・短期目標については、木村さんの意向を踏まえた内容になっていたといえます。

次に、ケアプランについてはどうでしょうか。「起こった出来事に双極症の症状がどのように影響しているのかを一緒に検討」とあります。つまりスタッフは、木村さんが双極症のうつや躁の症状とつき合いながら生活を組み立てていくための手始めとして、まずは起こった出来事に対して「それは躁状態やうつ状態が影響していないか？」と問いかけることが木村さん自身の疾患理解につながると考えたのでしょう。しかし、このケアプランは木村さんの訪問看護に対するニーズと合致していたのでしょうか？　また、ケアプランと目標との間の関連を、きちんと木村さんにも伝わる形で共有されていたのでしょうか？

今回の焦点となっている「激昂」、つまり「激しく怒り、興奮する状態」とは、突然ふっと湧いて出てくる感情ではありません。「怒り」は、心理学において「二次感情」といわれており、ある感情（「不安」「悲しい」「後悔」などの一次感情）が発生し、積み重なったあとに発生する感情といわれています。木村さんの激昂の前には、どのような一次感情があったのかを考えながら対話を進めていくことが重要です。

■修正後の看護計画

アセスメント

　長期・短期目標は、木村さんの思いを踏まえた内容になっていたが、ケアプランについては、目標との関連が見えにくい内容となっていた。短期目標は、症状理解と活動量の関連が見えやすい文言に修正する。また、治療に意欲的という前情報から、訪問看護でも早期に双極症の症状についてやり取りができると一方的にとらえていたため、関係性の初期においては木村さんの共感を引き出せるような関わりを意識する。

■ケアの展開

　木村さんには、「目標に向けて一緒に考えていたつもりですが、もしかしたらズレているかもしれないと感じています。木村さんはどう感じていますか？　私に対して思っていることがあれば聞かせてください」と伝え、もう一度信頼関係を構築するところから始めました。

　そのように伝えてしばらく経ったころ、木村さんから「どんなに病気のことを勉強してきても、一向に復職できないつらさがあった」「自分が言ったことは正しく伝わっているんだろうか」などを常に考えていたことを打ち明けられました。続けて、「うつになったときは『またうつになってしまった。復職からまた遠のいてしまう』という不安から、人に対しても猜疑心を強く感じてしまっていたかも」とも語りました。

　この発言に対して、今までのように症状に関する質問を重ねるのではなく、「これまで波を少なくしようと、ご自身の病気を学ばれてきた木村さんだからこそ気づけた部分かもしれません。可能性として考えていきましょうか？」と、木村さんの今までのがんばりを言葉にして伝え、1つの可能性として共有することを話すと、「そうね」と快く受け入れました。

木村さんが怒り出すことは減っていきましたが、他者に対する猜疑心は続いていたため、「心配が強いのであれば、報告書を一緒に書くのはどうでしょうか」と提案したとろ、「安心感を得られるかも」と取り組むことになりました。

　この「本人と一緒に書く」ことを通じて木村さんとのやり取りを深めていき、病状の波や生活の影響を見ていくために必要な情報もつけ加えました。すると、時折「やっぱり看護師さんは勉強してるわね」「その視点はなかった」など、スタッフへの信頼感が高まっているような発言も増え、木村さんからも意見を求めるようになっていきました。

　また、気分と行動、猜疑心を関連づけて話すことが多くなり、家事の手伝いや、買い物などの行動も増えていきました。

　☑ まとめ

- 医療者主体で利用者の疾患理解を促すのではなく、利用者の語りたい内容に沿いながら、疾患理解につなげることが重要である。
- ケアプランは訪問看護に対するニーズと合致しているのか、ケアプランと目標との間の関連をきちんと利用者と共有しているのかという視点で見直すことが重要。

【参考文献】
1）　一般社団法人日本精神科看護協会（監修），高橋良斉ほか（編）：うつ病・双極性障害の看護ケア，中央法規出版，2017.
2）　武藤教志（編著）:他科に誇れる精神科看護の専門技術 メンタルステータスイグザミネーション Vol.1，精神看護出版，2017.

第2部　精神科訪問看護で遭遇する"しくじり場面"での対応

2-20 利用者ががんばりすぎて継続しないケース

KEY WORD　薬物依存症、過量服薬、児相ケース、短期目標、支援中断、シングルマザー

事例　堀さん、30代女性、薬物依存症

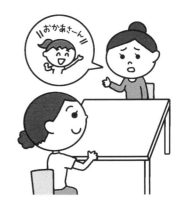

　堀さんは10代後半より違法薬物の乱用などを開始し、19歳で覚醒剤を使用し始めました。薬物依存症の治療のために通院を開始しましたが、処方薬の乱用や覚醒剤使用は続きました。20歳で出産し、1人で子育てをしていました。

　定職には就いてなかったのですが、薬物依存症の治療（通院、依存症プログラムへの参加）は続け、こども家庭センター（以下、「センター」）に相談しながら育児を行う日々を送っていました。しかし、自宅内が乱雑な状態が続いたり、処方薬の過量服薬などがあり、子育てがうまくいかなくなりました。ヘルパーを利用し始めましたが、生活は成りゆかなくなり、通院や治療プログラムへの参加も中断するようになりました。

　育児を行える状態ではないとのセンターの判断で子どもは一時保護され、堀さんは入院治療を行うことになりました。退院後も子どもを帰宅させられる状況ではないというセンターの判断で、堀さん1人での生活が開始され、訪問看護が導入となりました。訪問開始時には、「子どもを取り戻すためにがんばりたい」との思いを話していました。

■当初の看護計画

アセスメント

違法薬物や覚醒剤使用にはつながらなくても身近にある処方薬の乱用を繰り返す可能性は高い。子どもを引き取るためには、処方薬を乱用しないこと、母としての役割を果たせるようになることが必要である。

長期目標

子どもと一緒に生活するために、治療プログラムを続ける。

短期目標

処方薬を乱用せず、生活を整える。

ケアプラン

❶薬物（処方薬も含む）とのつき合い方を一緒に考える。

❷部屋を一緒に片づける。

■その後の経過

訪問では、自宅内を一緒に整理したり、薬物とのつき合い方について話し合いました。友人とのつき合いもありましたが、生活を整えることを優先していました。しかし、子どもに関する進展はなく、会えない状況が続きました。順調だった生活は、3か月ほど経つとゴミ出しが遅れたり、洗濯物が溜まるなどの変化が見られ始めました。片づけができていない状況に対し、「どうせやっても子どもが帰ってこないから」という発言がありました。

ある日、訪問すると応答がなく、その後音信不通になりました。何度も連絡を入れ、何とか訪問を再開できました。再開時、音信不通だった理由を聞くと、「過量服薬をして動けなくなって…、もう無理、これ以上きちんとできないと思った。こんな状態を訪問看護に見せると不利になると思って連絡を取らなかった」と話しました。

支援者（担当者）の所感

　短期目標を達成するために一緒にがんばってきましたが、状況が変化しないことに、堀さんだけでなく、スタッフも憤りを感じていました。これ以上何をすればいいのかわからない状態のなかで、一緒にがんばってきたはずの堀さんの生活が乱れ、音信不通にもなったため、やるせない気持ちになりました。

ワンポイントアドバイス！

　「これ以上何をすればいいのかわからない」という思いは、利用者にもスタッフにもよく起こります。「自分ではできている」と感じていても、実際には思うようにいっていない状況で起こりやすい感情です。では、なぜ「自分ではできている」と思い込んでしまうのか？　それは短期目標の「○○ができるようになる」だけに焦点が当たるためです。短期目標だけに焦点が当たると、そもそもの「何のための支援（長期目標）」なのかが見えなくなります。長期目標とのつながりが見えなくなったまま、短期目標が達成されると、「○○できたのだから、これからは自分の思い描いた通りに進むだろう」と無意識のうちに期待してしまうようになるのです。思い描いた通りになるはずなのに、そうはならない、このようなときに、「これ以上何をすればいいのかわからない」という思いになります。そのようなときにはそもそもの「何のために」に戻りましょう。

　そもそもの「何のために」に戻るための1つが「精神科看護の定義」です。日本精神科看護協会では、精神科看護の定義を「精神的健康について援助を必要としている人々に対し、個人の尊厳と権利擁護を基本理念として、専門的知識と技術を用い、自律性の回復（対象となる人自らが、思考・判断・行動することを通して、自身のよりよい生き方を見出すこと）を通して、その人らしい生活ができるよう支援することである」[*]としています。これを支援現場での行動レベルに言い換えると、「病気や障害とつき合いながらの生活を組み立てるお手伝い」となるの

ではないでしょうか？

　では、堀さんを振り返ってみましょう。スタッフと堀さんは、短期目標の達成に注力していました。そして、数か月間、目標を達成し続けていました。しかし、達成したのにもかかわらず、子どもと会えない状況が続き、堀さん・スタッフ共に、「これ以上何をすればいいのかわからない」という思いを抱くようになっています。ここで、堀さんの「何のために」に戻ってみましょう。堀さんの「何のために」は、「病気とつき合いながら、母としての役割を果たせるように」ですね。そして、そこにつながる目標として、処方薬を乱用せず、生活を整えるが挙がっていました。「何のために」を明確にしたうえで短期目標を見直すと、この短期目標は「何のために」を達成するための1つのステップでしかないということが見えてくるのではないでしょうか。

■修正後の看護計画

アセスメント

　これまでの訪問では、短期目標を達成するという視点だけに偏っており、その短期目標が、長期目標にどのようにつながっていくのかという視点が抜けていた。長期目標の堀さん自身が病気とつき合いながら、母としての役割を果たしていく、という視点で支援するためには、まずは堀さんのことをより知る必要があると考える。

長期目標
　子どもと一緒に生活をする（病気とつき合いながら母業をする）。
短期目標
　自分の感じていることや考えていることをスタッフに話す。
ケアプラン
❶堀さん自身のことを知るために、堀さんが話したいことを訪問のはじめに聞くようにする。
❷疑問に感じていることや1人で抱えていることがないかを聞く。

■ケアの展開

　まず、堀さんと訪問を活用し始めてからの振り返りを一緒に行いました。堀さんは、「きちんとした生活をするようにってセンターの人に言われ、自分ではきちんとしてるつもりだったけど、何をしても子どもに会えないし、きちんとの意味やどこまでやればいいのかわからなくなった」「訪問も私がちゃんとしているかをチェックする人と感じていた」と、これまでの思いを話しました。この言葉を受けて、スタッフはチェックする人ではないこと、訪問の役割は、堀さんが病気とつき合いながら子育てしていくことができるように支援していくことであると説明しました。そのうえで、病気とつき合う第一歩として、自分自身を知ることから始めることを提案しました。

　計画修正後も、最初はスタッフの質問への返答が主でしたが、徐々に「友達と遊びに行ってきた」「今日はセンターの面談の日だった」など、起きた事実を話すようになっていきました。そうした発言の際に、堀さんの感じたことや考えたことなども尋ねると、「友達と遊ぶと家のことができなくなるけど、友達は大事にしたい」や、「面談してもどうすれば子どもが家に帰って来れるのかわからない」などの思いや疑問も言葉にするようになりました。このようなやり取りを続けたことで、訪問以外の支援者にも自分の思いを話せるようになっていきました。

　ある日、「子どもが帰ってくるための道が見えた」との報告がありました。詳しく尋ねると、「子どもが帰ってくる方法がわからない」とセンターのスタッフに伝えたところ、「きちんとした生活＝子どもにとって安全な生活環境を作れること」「相談やSOSをお母さん自身が行えるようになること」が必要であること、子どもが帰宅するまでには、「子どもと面会－自宅への外泊を繰り返して判断していく」などの話をしたとのことでした。それを受け、これまでの訪問でのやり取りがすでに「お母さん自身が相談やSOSを出せるようになること」につながっていることを伝えると、これまで以上にいろいろなことを訪問場面で話すようになっていきました。

また、訪問スタッフ以外にも、通院先のケースワーカーや自助グループの先輩などに相談するようになりました。相談するなかで人それぞれ、生活状況や自分のしたいことなどに合わせて工夫していることを知り、「自分も無理を感じないリズムを作りたい」と思いが変化していきました。そして、「できないときもあるけど、子どもにとって不衛生や危険でなければ」と、自身の体調に合わせて家事の頻度を調整したり、用事を分散するようになりました。そのように行動が変化してからは、「もう無理」という考えが出てくることはなく、過量服薬も見られなくなりました。その後子どもの外泊も許可され、外泊前や外泊時に感じた心配事も自ら相談することを続けた結果、子どもの帰宅も認められ、「子どもと一緒に生活したい」という希望を実現されました。

☑ まとめ

- 短期目標だけに焦点を当てた支援をしていくことで、そもそもの「何のために」が見えなくなり、短期目標が達成された時点で、自分の思い描いたようになると無意識のうちに期待が生じる。
- 定期的にそもそもの「何のために訪問を活用しているのか」に立ち戻る必要がある。指標の１つとして、「精神科看護の定義」がある。
- 「利用者自身が病気とつき合っていく」という視点で支援するためには、利用者のことをよく知る必要がある。

【引用文献】
日精看オンラインHP「精神科看護の定義」：https://jpna.jp/nisseikan/define

【参考文献】
1）　一般社団法人日本精神科看護協会（監修），榊明彦ほか（編）：アディクション・パーソナリティ障害の看護ケア，中央法規出版，2017.
2）　武藤教志（編著）：他科に誇れる精神科看護の専門技術 メンタルステータスイグザミネーション Vol.1，精神看護出版，2017.

不安が強く、家族の確認がないと自室から出られないケース

KEY WORD 強迫性障害、強迫行為、強迫観念、不安、確認行為、周囲を巻き込む、家族の疲弊、不安階層表

事例 井上さん、40代女性、強迫性障害

井上さんは大学卒業後に経理職として働き始めました。そこは1円でもミスがあると残業となり、緊張感が常に求められる職場でした。

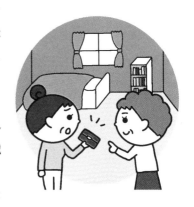

徐々に疲労感や頭痛があらわれるようになり、内科を受診しましたが改善されず、結果的には出勤できなくなり、退職することになりました。

退職後、「自分の持ち物を置き忘れたかもしれない」という不安があらわれ、何度も確認するようになりました。その不安は日に日に増し、精神科を受診したところ、「強迫性障害」と診断されました。

その後、玄関や窓が開いているだけで、「自分の物が飛んでいってしまうのではないか」と不安が強まって確認するものが多くなったり、確認途中で邪魔が入ると最初から確認をし直し始めたりと、確認行為が生活に大きく影響するようになっていきました。また、自分の不安を抑えるために家族に確認を依頼することも多くなり、家族の生活への影響も大きくなってきたため、家族から主治医に相談し、訪問看護が導入となりました。

■当初の看護計画

アセスメント

　自分の意に反して、不安や恐怖を引き起こす考えやイメージが頭から離れず、それが強迫行為としてあらわれ、生活に支障をきたすレベルに達している。

長期目標

　強迫行為の頻度が減少する。

短期目標

　強迫行為に結びつく思考を明らかにする。

ケアプラン

❶強迫行為による日常生活への影響、不安の程度、本人の思いを確認する。

❷症状や治療に対する認識や、強迫行為に至る過程の言語化をサポートする。

■その後の経過

　井上さんはクリニックで曝露反応妨害法を受けており、自宅でも取り組んでいました。その取り組みをサポートするために、訪問開始時の井上さんの不安の強さを測定し、井上さんと共有しました。すると、玄関のドアを開けるという行為は、他の行為よりも不安が低いことがわかりました。そこで、玄関のドアを開けることから始めて、不安の度合いを記録しながら、少しずつ玄関から門までの距離を伸ばすということを行いました。その結果、不安が徐々に軽くなっていくことを井上さんは実感していきました。

　しかし、その後しばらくして、訪問看護が終わったあとに自分の持ち物が落ちていないか玄関周りを確認したり、家族にも確認を求めたりしていることが判明しました。井上さんには不安は時間が経てば半減する

という自覚はありましたが、スタッフが帰ってしまうと不安がまた高まっていたのです。

支援者（担当者）の所感

　井上さんには、玄関のドアを開ける行為から始めて不安を克服しようと取り組んでいる姿勢があり、また、玄関から門までの距離を徐々に伸ばすことで不安が軽減されていく様子からも、順調にケアが進んでいると感じていました。

　しかし、訪問が終わったあとに、不安が再び高まる要因が存在していることがわかりました。この点については、新たな強迫行為を誘発してしまったと反省しました。

　他のアプローチを試みることも考えましたが、強迫行為にアプローチすることが、別の強迫観念を引き起こすリスクになると思い、井上さんの思いを聞くだけになったので、どうすればいいのかわからなくなりました。

ワンポイントアドバイス！

　スタッフは、利用者に対するケアが新たな精神症状を生じさせてしまった場合、自信を失って消極的になることがあります。そして、その不安から、日々の訪問だけを行うことに留まることがあります。

　このようなときには、ケアの目的と方法を見直してみましょう。

　見直すときに欠かしてはいけないのが、疾患理解の視点です。目の前で起こっていることが疾患とどのようにつながっているのかということを丁寧に見ていきましょう。

　井上さんであれば、強迫性障害における基本的な形成メカニズムから考えてみるのもいいかもしれません。では、一緒に考えてみましょう。

　強迫性障害における基本的な強迫観念の形成メカニズムは、ある刺激（「先行刺激」と呼ばれる）によって、不安を引き起こし、その不安を一

時的にでも緩和するために、強迫行為（井上さんの場合は確認行為）が行われます。

　井上さんへのアプローチを考えるうえでは、まず先行刺激を同定し、どのような悪循環が生じているのかを明らかにする必要があります。

　そのための方法の1つとして、「不安階層表」の作成があります。不安階層表とは、不安や恐怖を感じる場面（物、状況、場所など）について、どの程度、その不安や恐怖を感じるのかの点数をつけた配列表のことです。最も強い不安や不快感が起こり得る場面を100点とし、何の不安も感じない場面を0点とします。まず、「100点の刺激は何か」を特定し、それを基準にその他の刺激を記入していきます。

　不安階層表に基づいて、明確な不安の段階が特定されたら、より低いレベルの不安に焦点を当てて対処し、あえて強迫行為を行わずに不安を軽減するということです。そして、そのプロセスを記録していきます。

　スタッフ側の姿勢としては、本人に対して「その不安に向き合うことは大変なことである」と理解を示し、「その不安は必ず下がること」を説明します。それらを実践したあとに、達成できているところは認め合い、むずかしかった場面については本人なりの考えを聞き、どうすれば達成できそうかを一緒に考えることが必要です。加えて、強迫行為が軽減することによって、本人が望む生活にどう近づいていくのかの共有も必要となるでしょう。

■修正後の看護計画

アセスメント

　強迫行為は、先行刺激による不安から強迫観念が生じていることを前提としている。その強迫観念は、自身の確認行為だけでは安心感が得られず、家族を巻き込んだ確認行為も行われることがある。ただし、その不安には階層があり、常に確認行為が起こるわけではない。まずは一緒に不安階層表を作成し、低いレベルの不安から優先的にアプローチしていく。

長期目標

（症状がよくなったら）就労する。

短期目標

外出時の確認行為を10分以内に終えられる。

ケアプラン

❶先行刺激と強迫行為の悪循環を明らかにする。

❷一緒に不安階層表を作成し、低いレベルの不安から取り組む。

❸家族が確認行為をやめることによって、本人自身が強迫行為の改
善に取り組むきっかけになることを説明し、家族に段階的に確認
行為をやめることを伝える。

■ケアの展開

井上さんに先行刺激と強迫行為の関係について説明すると、井上さん
も興味を示したため、まずは一緒に不安階層表の作成に取り組むことに
なりました。

先行刺激の100点の刺激は、「家の門扉から外に出る」という行為でし
た。このときに生じる強迫観念は、「鍵や財布など、必要な物を忘れてい
ないか」という不安でした。

最初に取り組んでいた「玄関のドアを開けて門まで行くこと」に対す
る不安は30点でした。0点は「部屋から出ないこと」でした。この範囲
の0〜30点について確認すると、「玄関まで出ることですね」と答えま
した。

次に、井上さん自身に外出時に持っていく物を準備してもらい、0〜
30点の「玄関に出ること」を試みました。その結果、確認行為は見られ
ませんでした。

その後、1週間、この行動を継続してもらいました。その際に、「もし
確認の欲求が生じても、それに屈せずに過ごすこと」「家族に確認を頼む
ことが悪循環を引き起こす可能性があること」の2つを説明しました。

1週間後の振り返りでは、「家族に確認行為を頼んだことは一度だけありましたが、断られたため我慢しました」と笑顔で話しました。成功要素についてどのように感じているかを確認すると、「先行刺激と強迫行為の悪循環がわかり、不安階層表から現在の不安の程度を自分で把握できたことがよかったと感じています」と話しました。

　現在も特定の不安場面に焦点を絞り、不安の程度が高い刺激に段階的に立ち向かう取り組みを継続しています。

☑ まとめ

- どうすればいいかわからなくなったときには、目の前で起こっていることが、疾患とどのようにつながっているのかを丁寧に紐解いていくことが大切。
- 強迫性障害における強迫行為は、刺激によって引き起こされた不安を一時的に緩和する行為である。
- 「利用者と共に」という支援では、利用者ができたと感じることは認め合い、むずかしかったと感じることは一緒に考えるという行動が大切。

（執筆：辻本・小瀬古）

2-22 訪問時に不在、かつ、連絡がつながらないケース

KEY WORD 抑うつ状態、軽度知的障害、不在

事例 辻さん、30代男性、抑うつ状態、軽度知的障害

辻さんは幼少期から勉強が遅れがちで、臨機応変な対応が苦手でした。

高校を卒業してから、親元を離れて運送会社に就職しました。20代半ばごろに親友が病気で亡くなったころから気分の落ち込みが見られるようになり、仕事を休むようになりました。

その後、周囲に勧められて精神科を受診したところ、「抑うつ状態」の診断を受

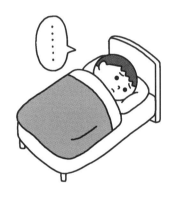

けました。その際に心理検査も受け、「軽度知的障害」ということも判明しました。その後、通院は続けていましたが、断続的で、長いときには半年以上、受診しないこともありました。

通院治療だけでは症状のコントロールがうまくいかなかったため、A訪問看護ステーションでの訪問が開始されました。しかし、特定のスタッフしか対応できない状態になってしまったこと、その特定のスタッフの訪問時に自宅で首を吊ろうとして自殺未遂を起こしたことから、A訪問看護ステーションでは対応ができなくなり、当事業所に紹介がありました。

訪問の契約時、辻さんは希望する生活について、「またトラックの運転の仕事をしたい」と話していました。

■当初の看護計画

アセスメント

　希望の仕事復帰を目指すためには、まずは症状のコントロールが必要だと考える。そのための一歩として、現在、辻さんがどのような生活をしているのかを明らかにしていく。

長期目標

　運送の仕事に復帰する。

短期目標

　どのように生活を組み立てているのかを明らかにする。

ケアプラン

❶1日の生活状況を明らかにする。

❷❶を知るうえで、どのような思い・判断のもとで行動しているかを明らかにする。

■その後の経過

　訪問開始から1か月ほど経ったころ、辻さんが自宅におらずに会えないことがありました。携帯電話に連絡してもつながりませんでした。

　過去に自殺未遂歴があったこともあり、その日の夕方に再訪問したところ、辻さんは帰ってきていました。不在だった理由を尋ねると、「お金が入ったから遊びに出かけていた」と答えました。

　それ以降も、約束した日に会えないことがたびたびありました。その理由は、「落ち込みがあって、人に会いたくないからわざと居留守を使った」「寝ていて気づけなかった」などでした。

　自殺未遂歴があったことから、不在のたびに家族や主治医に連絡を取り、「辻さんから連絡がなかったか」を確認したり、その日のうちに再訪問するということを続けていました。

支援者（担当者）の所感

　はじめは、「スタッフとして安否確認も必要」との思いで対応していましたが、約束しても会えないことが繰り返されたことで、徐々に「辻さんに振り回されているのでは？」との思いが生じてきました。

　また、訪問の予定がありながら会えないことが多かったため、「なぜ約束を守ってくれないの」というイラ立ちも感じ始めました。

　自殺未遂があった経過から、「何かあってからでは遅い」との思いが強くあり、再訪問の対応をしていましたが、疲弊感はつのっていくばかりでした。また、辻さんが約束を守らないことに対し、私たちが動いて何とかするという対応は、辻さん自身の主体的な行動の妨げになっているとも感じていましたが、実際にどうすればいいのかわからず、行きづまりを感じていました。

 ワンポイントアドバイス！

　このケースでのしくじりポイントは、「今後の支援に大きく影響する情報があったのに、それについて利用者と話をすることなく、支援を始めた」ことです。

　訪問の導入時、自傷や他害などに限らず、「利用者は触れてほしくないだろう」と推測される事実が情報としてあったとき、「この情報をそのまま事実として取り扱っていいのか」や、「本人にとって受け入れにくそうな事実を、本人とどう取り扱ったらいいのだろう」というような思いを抱いて、その情報について触れることなく、そのまま支援を始めていく人は少なくありません。しかし、この「取り扱いにくい情報に関して触れない」ということが、支援に大きな影響を与えるのです。

　では、辻さんで考えてみましょう。辻さんの場合も、事業所が変更になる前に「特定の人しか対応できない（拒否がある）」「目の前で自殺しようとした」という情報がありましたが、導入時には触れられていません。

しかし、訪問が始まってからは、「訪問時不在」という状況に対して、「自殺未遂」という情報をもとにその場しのぎの対応を繰り返しています。なぜこのような状況が起こるのか？　それは、医療者側から見た一面的なアセスメントによって、医療者の思考過程が膠着してしまうからと考えられます。その状況を打開するためには、利用者と話をすることが必要となります。

　では、「なぜアセスメントをするのに、利用者と話をすることが必要なのか？」について説明します。

　アセスメントをするためには、私たちから見える「客観的情報」だけでなく、利用者自身のなかにある「利用者の主観的情報（利用者の思い・考え）」の両方が必要になります。「利用者の主観的情報」は、その事柄について話をしないと出てきません。特に今回のような「取り扱いにくい情報」は、利用者自身が地域で生活をしていくうえで重要な情報であることが多いため、必ず触れるようにしましょう。そして、日々の支援でも、目の前にある事柄にしっかりと触れながら「利用者の主観的情報」を得るために、対話を深めていきましょう。

■修正後の看護計画

アセスメント

　スタッフの判断を左右する「自殺未遂」という情報を取り扱わずにいたため、目の前の「訪問時不在」という状況への対応が、アセスメントをしないままの対応となってしまっていた。まずは利用者の主観的情報を得るために、対話を深めていくことから始める。

長期目標

　症状や特性とつき合いながら、運送の仕事を再開する。

短期目標

　辻さんの思いや考えが生活にどのように影響しているのかを知る。

■ケアの展開

　辻さんと対話を深めるために、「約束した日に会えなかったこと（過去の事実）」について、心配していたことを伝えることから始めました。辻さんから、「どうして心配するの？」と返ってきたため、前の事業所で自殺未遂をしたことを知っているからということを説明しました。辻さんは少し怪訝そうな表情をしましたが、何も言いませんでした。

　自殺未遂について取り扱っていくために、「すべての行動には思いがあると考えています。辻さんの思いを知りたいんです」と伝えたあとに、「どうしてスタッフの目の前で首を吊ろうとしたのですか？」と行動した理由を尋ねました。辻さんは、「帰ってほしくなかった…」と小さな声で答えました。

　さらに、死にたい気持ちがあったのかどうかも尋ねると、「本当に死にたいというよりも、かまってほしいからやってる」と返ってきました。死にたい気持ちがなくても、死んでしまう場合もあるので心配になるということを伝えると、「かまってほしいから、何も言わずに行動することはないね。『これから死のうと思う』とかって知らせると思う」と話しました。

　辻さんのことをもっと知りたいことを伝えて、不在についても取り扱いました。不在については、「自分がやりたいと思ったことは、後先を考えずに行動しちゃうんだよね。自殺のときみたいに、かまってほしいからじゃないよ」と語り、居留守については、「落ち込みが強くなると誰にも会いたくなくなるんだ」「日中も寝ていて、気づかないこともある」と話しました。

最後に、「今日の訪問では辻さんのことをいろいろ聞けてよかったです。もっといろいろな辻さんを知りたいです」と伝え、ユーモアを交えて「もうこれ以上の心配は勘弁してください」と伝えると、「わかった。心配させないようにするよ」と笑いました。

その後の訪問では、不在のたびに心配したことを伝え、「心配させないため」をキーワードとして、辻さん自身がどのような行動を取れば心配させないで済んだのかを一緒に振り返るようにしていきました。そして、「次は一緒に考えた行動をやってみてくださいね」と伝え続けることを繰り返したところ、「今日、やりたいことができたから、訪問に来てもいないよ」と事前の連絡が来ました。

現在は、辻さんが大切にしたいと思っている「人とのつながり」をキーワードにし、どのように特性や症状とつき合っていけばよいのかを一緒に考えるようにしています。

☑ まとめ

- 取り扱いにくい出来事が起こったときには、その出来事をタイムリーに話題に上げることで、利用者と共有がしやすくなる。
- アセスメントをするためには、「客観的情報」だけでなく、「利用者の主観的情報（利用者の思い・考え）」の両方が必要。
- 支援者だけで考えるのではなく、利用者と取り扱いにくい情報について話をすると、たくさんのことが見えてくる。

おわりに

　本書のタイトルに含まれる「しくじり」とは、物事をやりそこなうこと、失敗することを意味する言葉ですが、この「しくじり」をどのようにとらえ、つなげるのかは人それぞれです。

　本書は、日々利用者に向き合いながら実践をしている訪問看護ステーションみのりのスタッフたちの体験を基にした事例を取り上げ、支援の過程を「しくじりに気づく前」と「しくじりに気づいたあと」に分けて紹介しました。しくじりに気づく前の「支援者（担当者）の所感」には、みなさんが陥りやすい状態が書かれていたと思います。スタッフに自分を投影し、読み進めるなかで、「ワンポイントアドバイス！」を通して気づきが加わり、少しスッキリするという経験をしていただけたのではないでしょうか。

　スタッフたちが執筆するうえで、一番苦労したのが「ワンポイントアドバイス！」でした。実際の支援では本書に記載されたほどには言語化されないまま、職人のような視点とスキルによって展開されていたことも多くありました。利用者は変化しているのに、どうして変化したのか自分1人では原稿に書くことができない、私とのやり取りのなかで多くの言葉を重ねても再現性のある言葉にならない、そのような状態で原稿に向き合い続けることは、スタッフたちにとって大変なことだったと思います。正直、私も大変でした。ですが、支援につながるしくじりが抽出でき、職人のような視点やスキルも明確にできたあとに、スタッフから「楽しい。もっと学びたいです」との言葉を聞き、大変さが吹き飛び、喜びに変わりました。

　スタッフが執筆作業の大変さを乗り越える際に力となったのは、「利用者と積み重ねた経験を他の人にも活かしてもらいたい」という思いだったと感じています。スタッフたちが積み重ねてきた現場での経験を、本書を通じてみなさんとシェアし、みなさんが他の誰かとシェアをする。

経験のシェアの連鎖がここから始まることが、私たちの願いです。

　訪問看護では、長い時間軸で「1人ひとりの人生に寄り添いながら生活を組み立てること」と、短い時間軸で「急性期のケア」と「その時々の生活を組み立てること」の2つの視点をもつことが重要です。

　この時間軸がまったく異なるケアのどちらを行うのかは、その時々の利用者の調子に合わせて決定しますが、病棟のように毎日顔を合わせるわけではないので、実際に訪問してみないとわかりません。訪問時にその場でアセスメントを行い、支援の時間軸を決定し、そしてその支援の意図を利用者と共有しながら支援を行う必要があります。しかし、精神科訪問看護においては、利用者は精神疾患の影響で意思疎通に支障を来していることが多く、言葉だけのやり取りではズレが生まれやすいという特徴があります。ここに精神科訪問看護のむずかしさがあります。

　このむずかしさを軽減するための1つが、本書で取り上げている「看護計画」です。長い時間軸に関することは長期目標に、短い時間軸に関することは短期目標に、そして具体的な支援内容はケアプランに記載し、利用者と共有しておきます。ただ、それぞれを共有しただけでは、3つのつながりをイメージしづらいため、利用者自身がイメージできるように看護計画を一緒に見て支援することがポイントです。また、利用者の言葉を用いながら、看護計画の作成を利用者と一緒に取り組むことは、作成のプロセス自体がケアにもなります。このように考えると、看護計画の可能性の広がりを感じるのではないでしょうか。

　看護計画を用いて支援を行っていくうえで欠かせないものがコミュニケーションです。利用者に合わせてコミュニケーションの取り方を工夫することが必要です。また、同じ言葉を使っていても、受け止め方は人によって違うので、ズレを防ぐために、「自分の解釈とは違うかもしれない」という視点をもっておくことも必要です。

　そして、利用者の言葉に違和感を覚えたときは「たぶん、こういうこ

とだろう」などと決めつけず、イメージのすり合わせを行いましょう。その際のポイントは、利用者が答えやすい尋ね方をすることです。「それって、どういう意味ですか？」ではなく、たとえば「私は○○ということかなと思ったんだけど、それで間違っていませんか？」などとYes・Noで答えられる形で聞いてみてください。利用者の答えがNoなら、改めて「どの辺が違っていましたか？」と聞く。言葉のとらえ方が間違っていたとしても、「あなたの考えをきちんと知りたい」という真摯な気持ちは伝わり、支援者への信頼感につながっていくと思います。

　私が精神科訪問看護について講義をするときには、常に「あり方」と「やり方」に分けて話をします。多くの人がやり方を学び、活用しようとしますが、やり方を変えただけでは、また新たなしくじりにつながることが少なくないです。支援を行ううえでの基盤となるのはあり方です。利用者を1人の人間としてとらえることや、考え方やとらえ方は違うのが当たり前ということを前提に対話を深めるといったあり方があってはじめて、やり方が活きてきます。本書では「ワンポイントアドバイス！」にあり方とやり方が書かれていますので、まずはあり方から取り入れて利用者を知るところから始めてください。そして、あり方を取り入れたあとには、修正前後の短期目標の変化に注意してもう一度読み返してみてください。修正後の短期目標はあり方があってこそ達成に近づくものであると気づくと思います。

　利用者と向き合うことは、自分とは異なる価値観と向き合うこと。その経験は、支援者としてだけでなく、人間としての成長にも必ずつながっていきます。精神科訪問看護は、自分を豊かにしてくれる仕事でもあると感じています。

　2023年11月　　　　　　　　　　　　　　　　　　　進あすか

執筆者一覧

編著者

小瀬古伸幸···はじめに、1-02、1-03、1-04、1-05、1-06、
　　　　　　　1-07、Column、2-03、2-05、2-06、2-14、
　　　　　　　2-21

進　あすか···1-01、おわりに

木下将太郎···2-19、2-20

執筆者

石島　滋·····2-13

梅原達也·····2-10

岡本史彦·····2-04、2-11、2-16

加畑　究·····2-01

熊谷聡美·····2-02

巽　絵里香···1-08

田端拓明·····2-07、2-09

崔　明玉·····2-12、2-18、2-22

辻本真由美···2-21

堤　真紀·····1-10、2-17

中野徳子·····2-05

舩山晃平·····2-15

松井洋子·····1-09

松田圭司·····2-08

索　引

数字・アルファベット

24時間対応体制加算 ·············· 53
ADHD ·································· 134
Iメッセージ ························· 131
SST
（ソーシャル・スキル・トレーニング）··· 150

あ 行

アサーティブ ······················ 161
アルコール依存症 ··········· 62, 140
アルコール依存症リハビリテーション
プログラム（ARP）··············· 140
一次感情 ···························· 173
医療券 ······························ 111
医療保護入院 ························ 68
飲酒欲求 ················ 67, 122, 140
うつ病 ················ 92, 116, 122
オープンクエスチョン ············· 108

か 行

外在化 ················· 131, 150, 167
確認行為 ···························· 182
過量服薬 ···························· 176
看護過程 ······················ 14, 30
看護計画 ······················ 14, 43
感情表出（EE）····················· 154
希死念慮 ······················ 47, 118
気分（感情）の波 ··· 66, 120, 123, 130
客観的情報 ······················ 38, 191

境界性パーソナリティ障害（BPD）
································· 110, 146
強迫観念 ···························· 184
強迫行為 ···························· 183
強迫行動 ···························· 104
強迫性障害 ·························· 182
拒否 ············· 68, 123, 136, 166, 190
緊急措置入院 ······················ 134
緊急電話 ····························· 54
金銭管理 ····························· 92
クライシスプラン ··················· 43
クローズドクエスチョン ············ 108
ケアプラン ·························· 33
軽躁 ································ 117
軽度知的障害 ················ 134, 188
幻覚妄想 ······················ 41, 98
幻聴 ················ 27, 47, 74, 87
構造化 ······················ 113, 149

さ 行

猜疑心 ······················ 124, 174
猜疑性パーソナリティ障害 ········· 122
自己破産 ····························· 92
自殺念慮 ····························· 51
自殺の危険の高い患者に対する
精神療法の原則 ····················· 50
自殺未遂 ····················· 116, 188
自傷行為 ····················· 110, 146
持続深酩酊飲酒 ····················· 62
自閉スペクトラム症（ASD）
······················· 68, 80, 104, 164
修正型電気けいれん療法 ············· 47

就労継続支援Ａ型 ……………… 104
主観的情報 ………………… 38, 191
障害受容 ………………………… 154
衝動行為 ………………… 47, 136, 147
自立援助ホーム ………………… 146
身体表現性障害 …………………… 53
信頼関係の構築 ………… 12, 65, 69
ストレングス ……………………… 45
生活保護 ………… 41, 92, 98, 146
精神運動興奮 ……………………… 98
精神科看護の定義 ……………… 178
精神科特別訪問看護指示書 ……… 43
セルフケア … 18, 19, 25, 99, 111, 153
先行刺激 ………………………… 184
双極症 ………… 92, 116, 128, 170
躁状態 ………… 92, 117, 173
措置入院 ………………… 74, 146

た・な行

対人関係
 … 64, 68, 81, 104, 112, 125, 146, 161
代理行為 ………………… 62, 112
短期目標 ……………………………… 32
断酒 ……………………………… 140
チック …………………………… 104
注意状態 …………………………… 44
注察妄想 …………………………… 74
長期目標 ……………………………… 32
直感的思考 ………………………… 59
統合失調症
 … 27, 41, 47, 74, 86, 98, 152, 158
内服の自己中断(服薬中断) … 41, 76, 158
二次感情 ………………………… 173
認知機能 ………………… 136, 167

は行

曝露反応妨害法 ………………… 183
発達障害 ………………… 68, 136
被害妄想 …………………………… 47
ひきこもり ………………………… 80
否認 ………………… 63, 141, 154
不安階層表 ……………………… 185
不在(訪問時不在) ……………… 189
分析的思考 ………………………… 59

ま行

末梢神経障害 ……………………… 62
見える化 … 13, 71, 101, 107, 113, 120, 150
見捨てられ不安 ………… 113, 149
妄想 ………………… 87, 152

や行

薬物依存症 ……………………… 176
薬物療法 ………………… 77, 134
要注意状態 ………………………… 44
抑うつ ………… 53, 171, 188
抑うつ気分 ………………… 116, 170

ら行

ライフチャート ………………… 116
離脱せん妄 ………………………… 62
利得最大の原理 …………………… 44

カバーデザイン　山之口正和（OKIKATA）
カバー・本文イラスト　寺崎愛
本文デザイン・DTP　初見弘一（TOMORROW FROM HERE）

しくじりから学ぶ　精神科訪問看護計画書

2024年1月26日　初版第1刷発行
2024年11月19日　初版第2刷発行

編著者　小瀬古伸幸／進あすか／木下将太郎
発行人　片柳秀夫
編集人　志水宣晴
発　行　ソシム株式会社
　　　　https://www.socym.co.jp/
　　　　〒101-0064 東京都千代田区神田猿楽町1-5-15 猿楽町SSビル
　　　　TEL：(03)5217-2400（代表）
　　　　FAX：(03)5217-2420

印刷・製本　中央精版印刷株式会社